アトピー性皮膚炎、実は依存症だった！

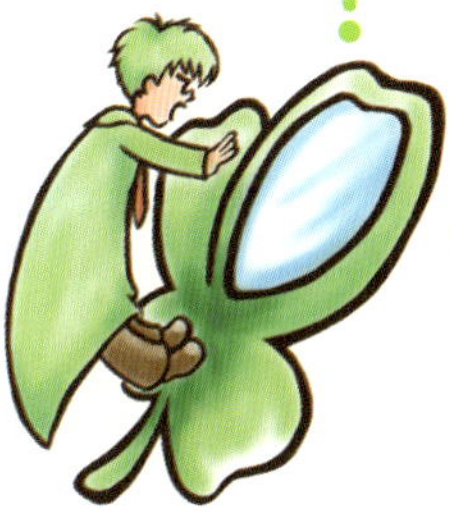
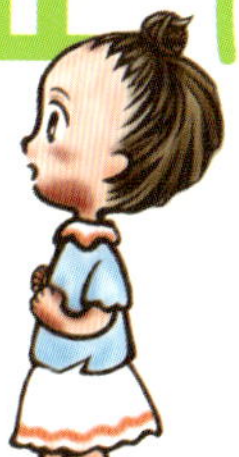

稲葉 葉一
アトピアクリニック院長

いそっぷ社

目次

第4章　食物アレルギーは予防できる！

第5章　アレルギーを起こす仕組み

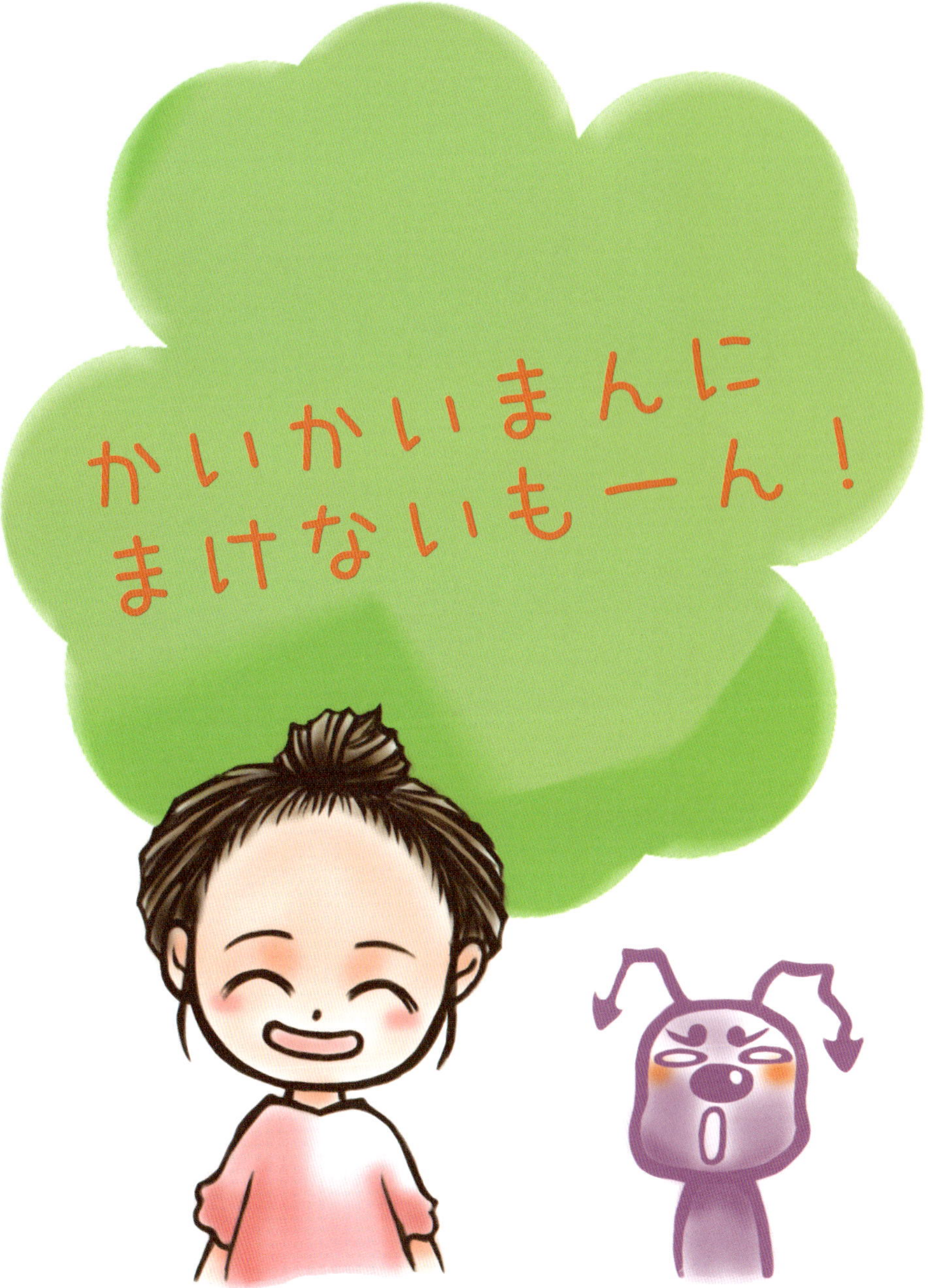
かいかいまんに
まけないもーん！

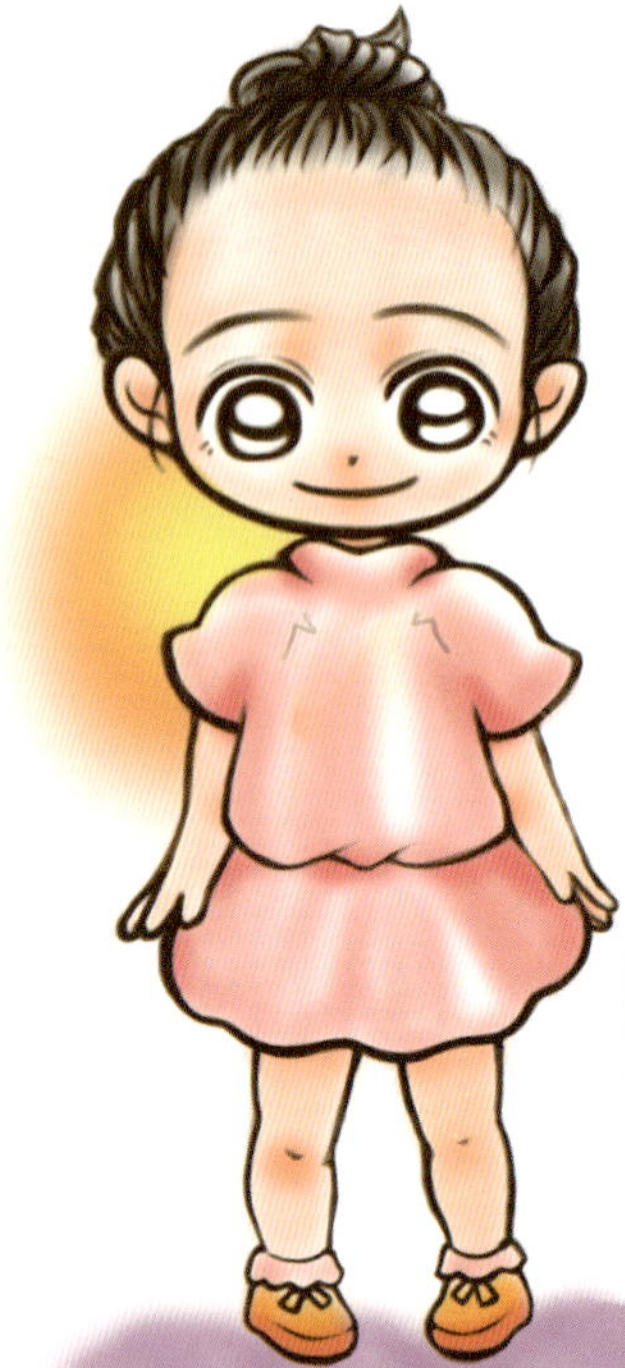

あかるくてげんきな
なおちゃん

でも　ときどき

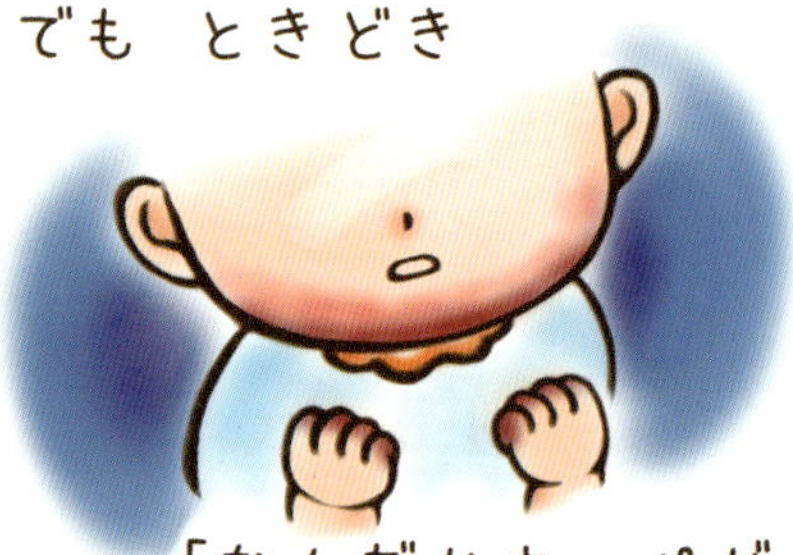

「なんだかホッペが
かゆいよう」

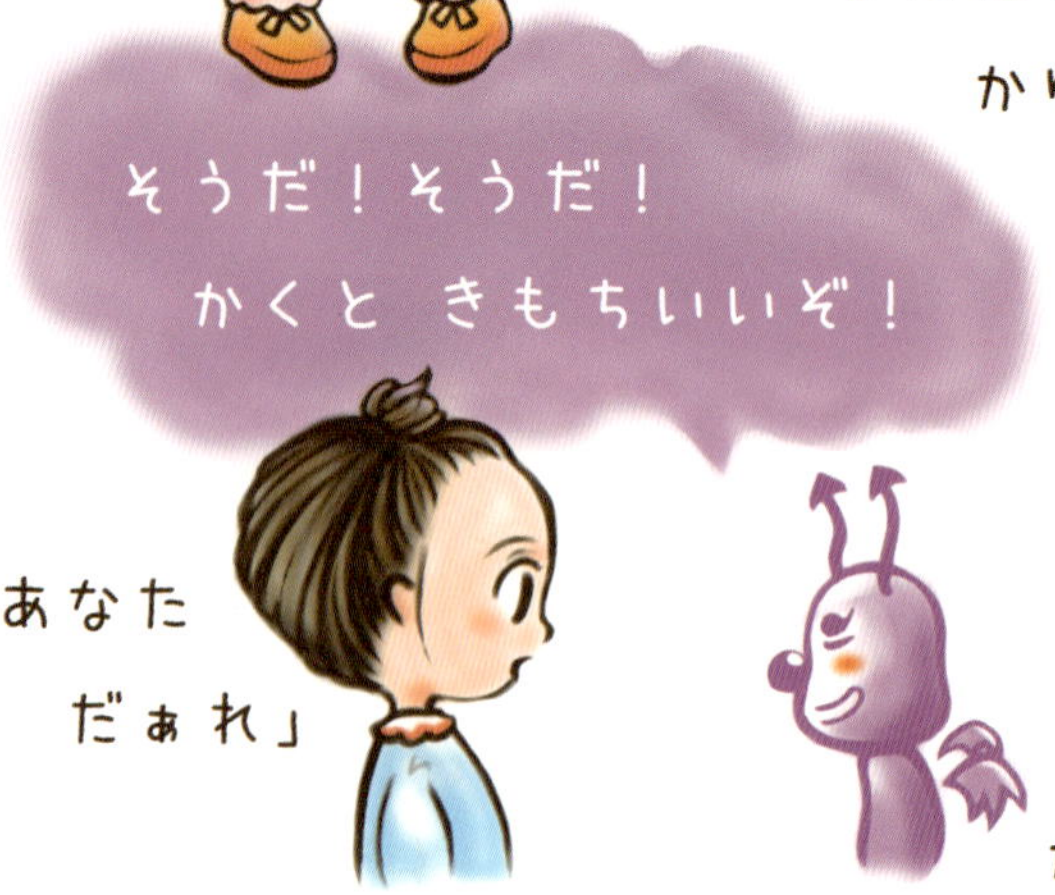

「あなた
だぁれ」

「おれは
かいかいまん」

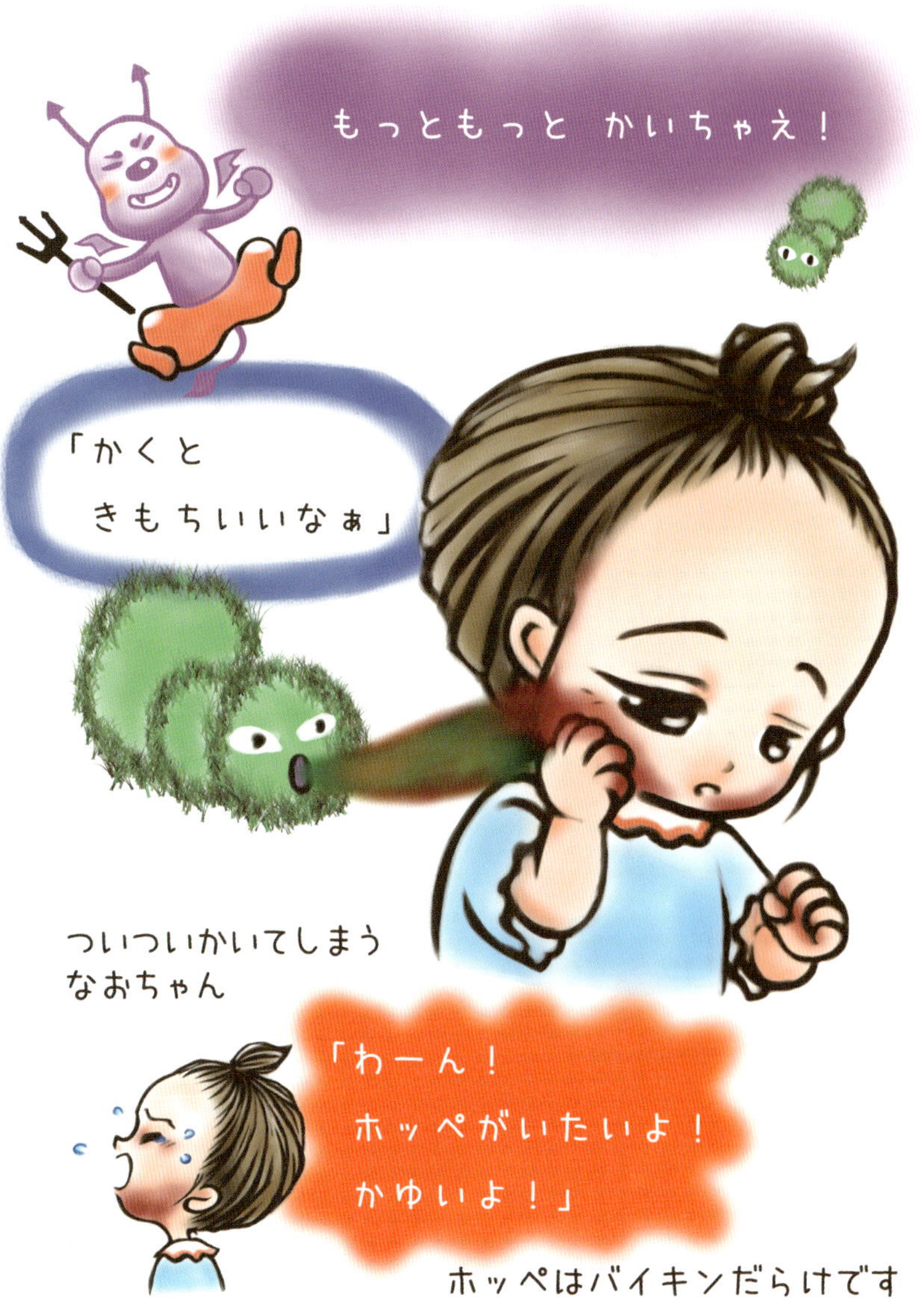
もっともっと かいちゃえ！
「かくと
きもちいいなぁ」
ついついかいてしまう
なおちゃん
「わーん！
ホッペがいたいよ！
かゆいよ！」
ホッペはバイキンだらけです

「ぼくは ドクターおっは
かいかいまん ばいきん
そこまでだ!」

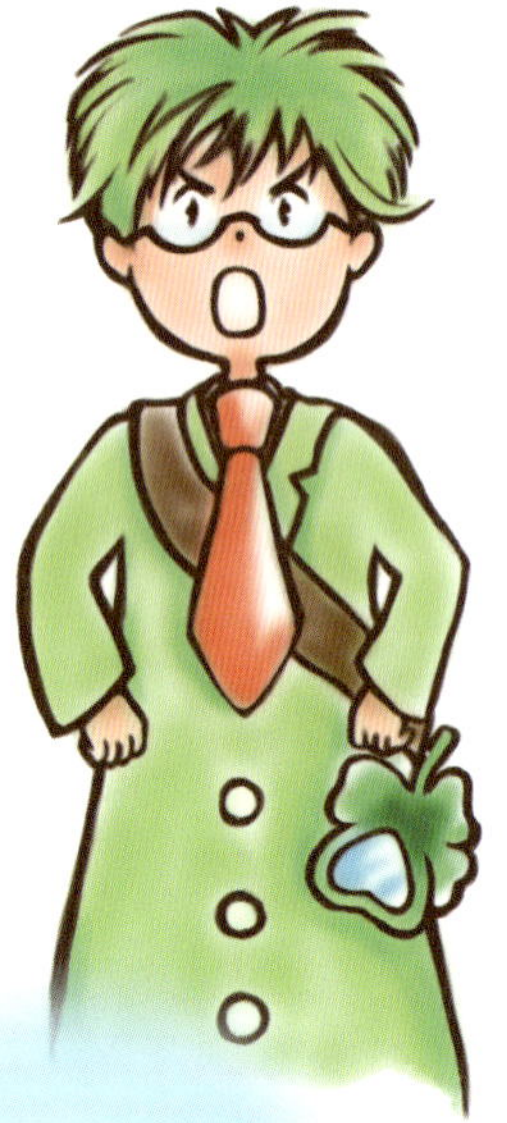

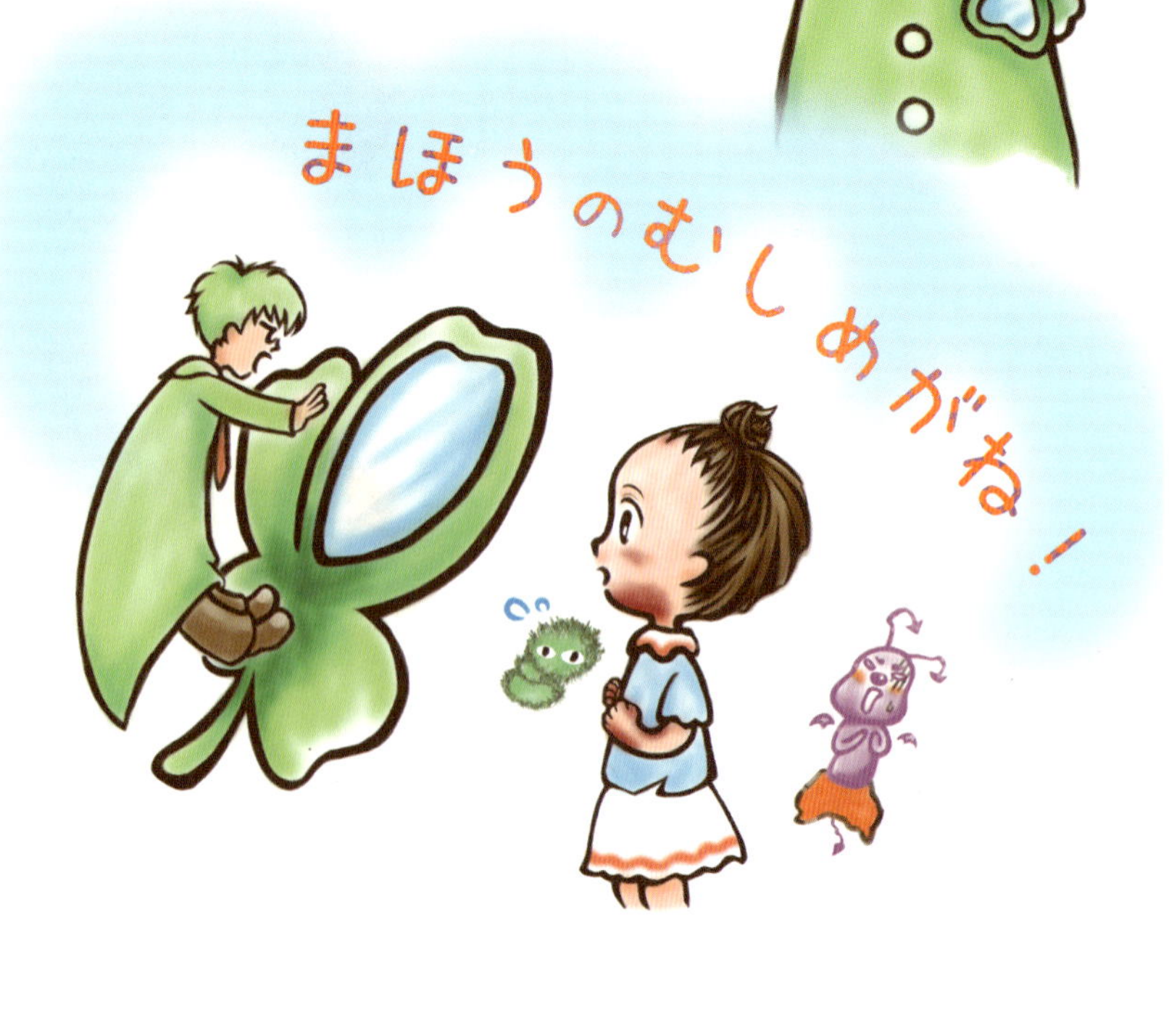

まほうのむしめがね に
うつったせかいだよ

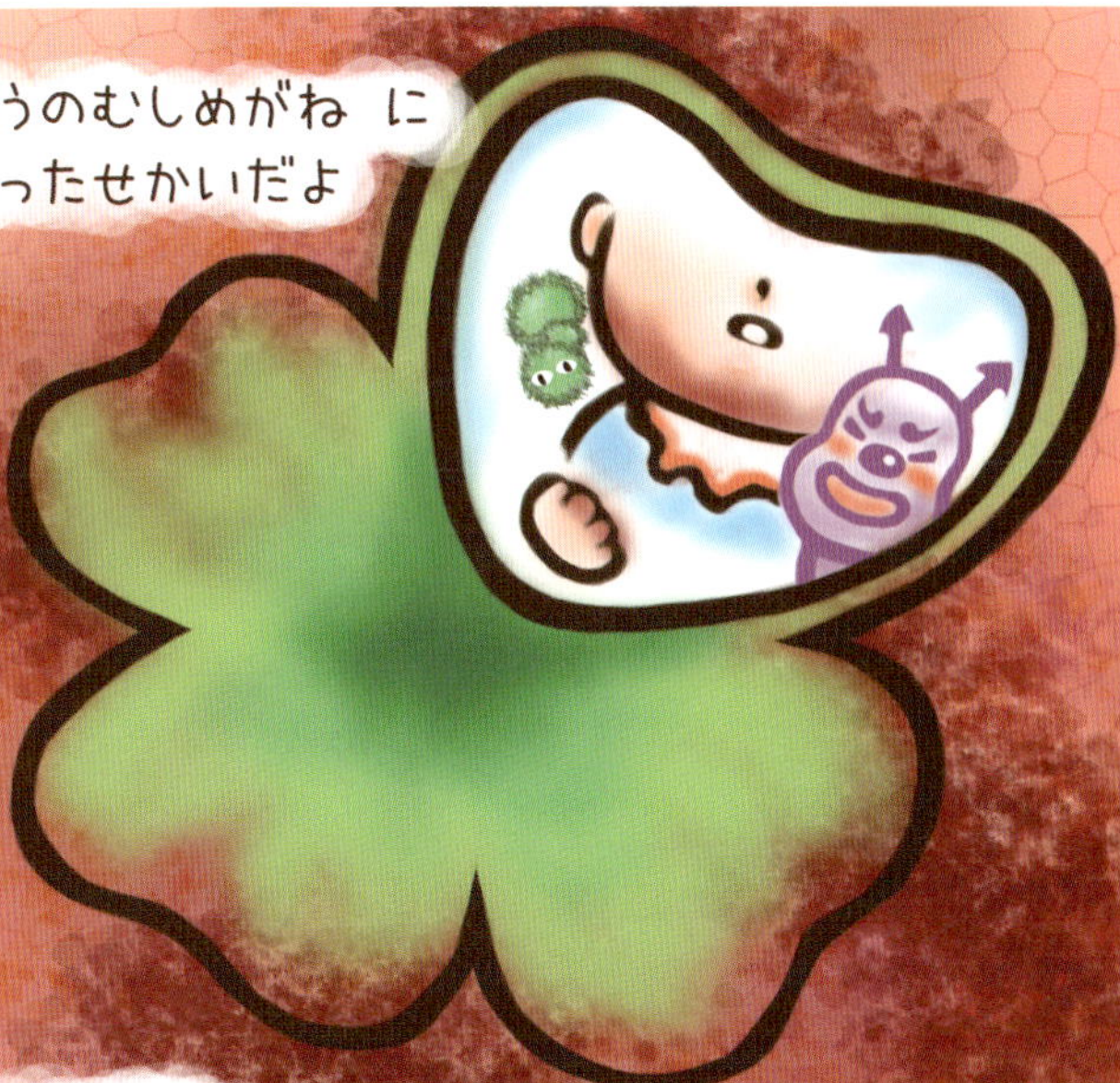

なんども かいて
まっかになった ホッペやて

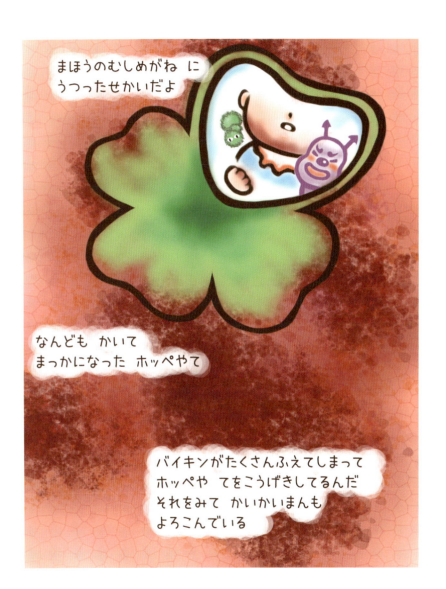

バイキンがたくさんふえてしまって
ホッペや てをこうげきしてるんだ
それをみて かいかいまんも
よろこんでいる

まずは　かくのをがまんしてみよう

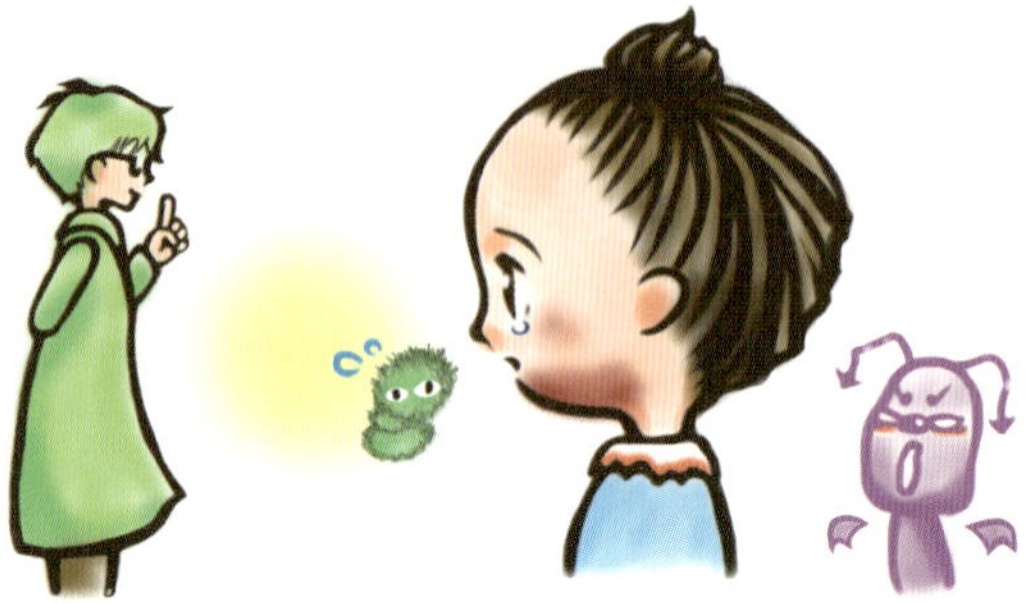

「かくのはダメなの？」

かかなかったらバイキンがへって
　きずぐちがだんだんと　なおっていくんだ

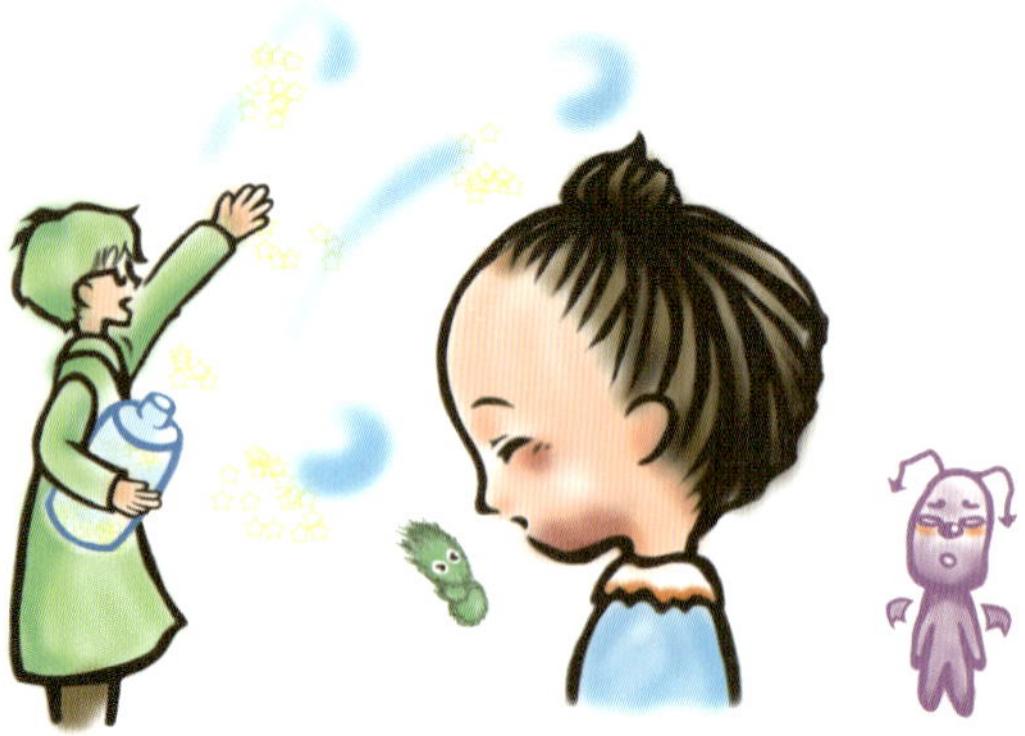

これはなおりかけのきずぐちを
　まもってくれる　くすりだよ

でも せんせい
やっぱり まだかゆいよう

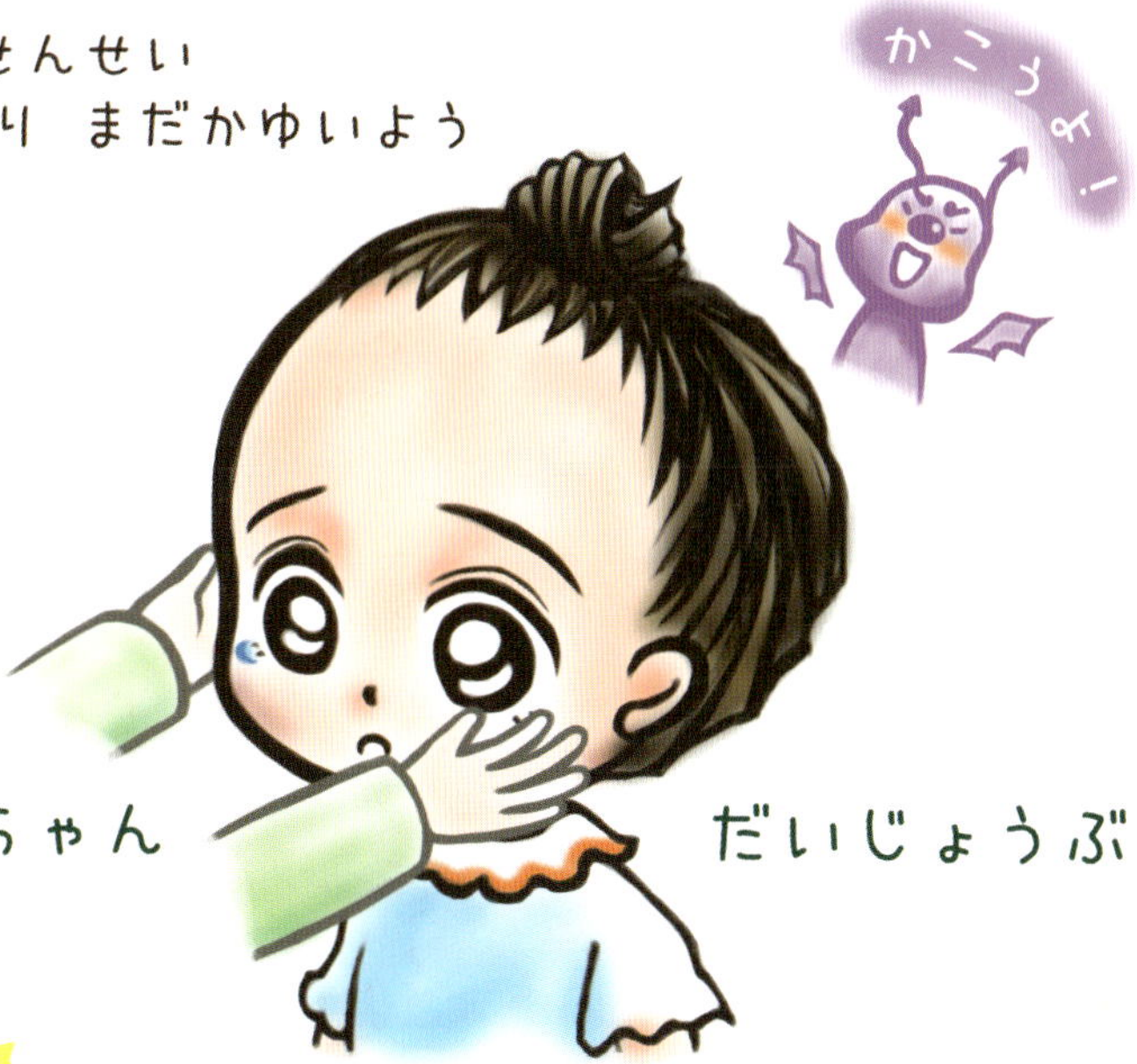
かこうよ!

なおちゃん　だいじょうぶ

おまじない を かけるよ!

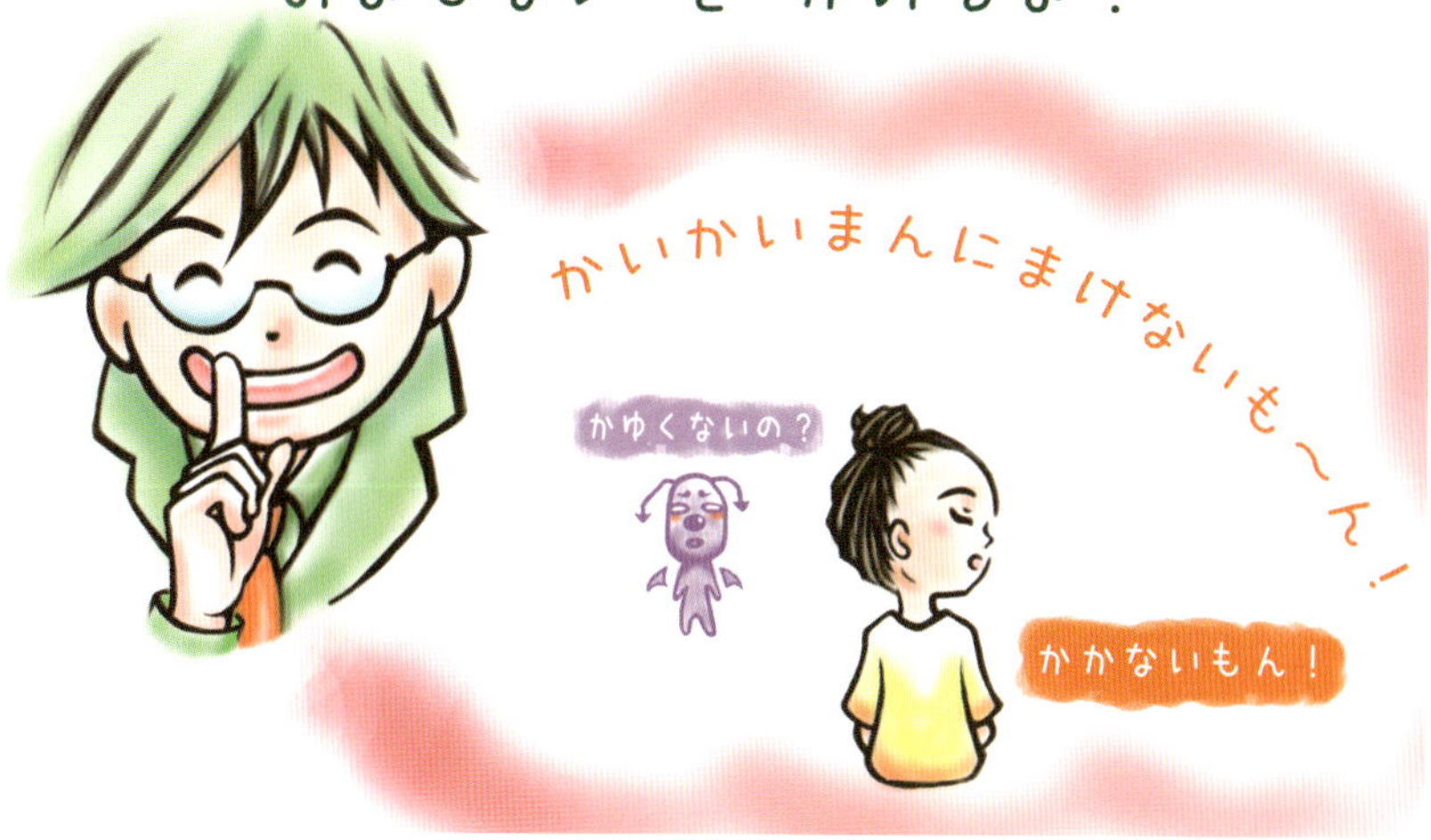
かいかいまんにまけないも〜ん!
かゆくないの?
かかないもん!

ステロイドでは
アトピー性皮膚炎は
治せません

一緒にお勉強しましょう!

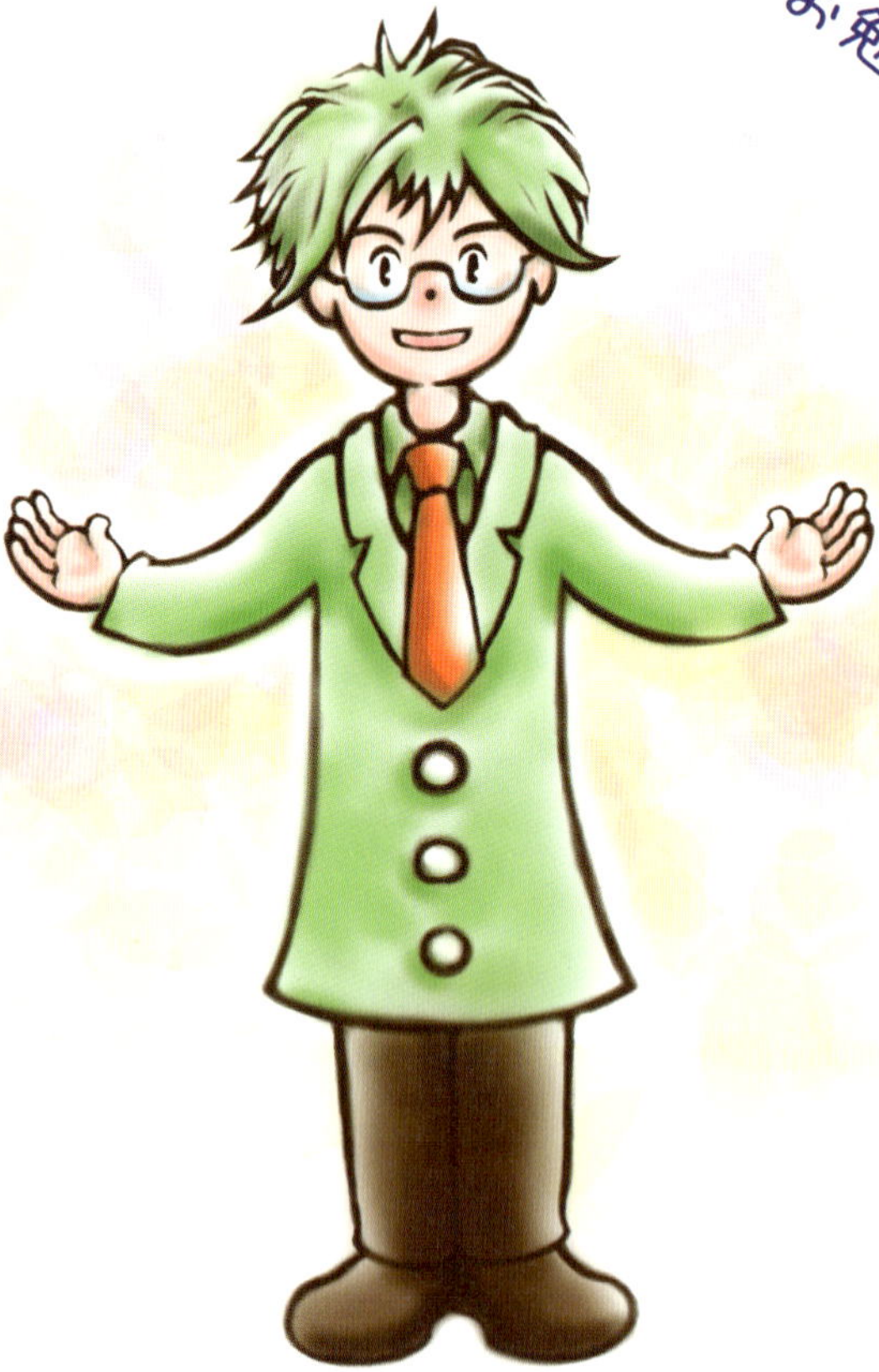

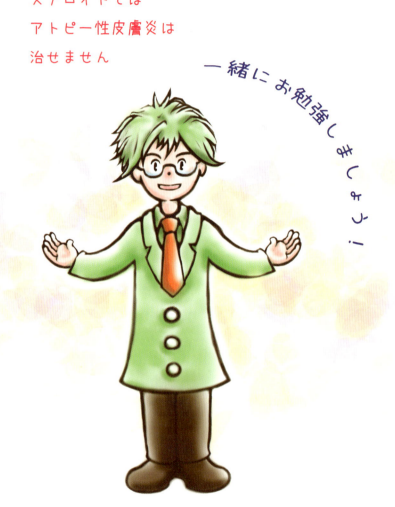

「アトピー性皮膚炎」とは、
①乳児湿疹と乾燥肌（本体）＋②掻きグセ（本質）

　これはアトピー性皮膚炎を簡単な式で表したものです。本書を最後まで読まれると、この式の意味がはっきりと理解できるはずです。つまり①と②に対する適切な治療をすればアトピー性皮膚炎は治るということです。さらにこう断言したいと思います。

「アトピー性皮膚炎」という皮膚病は存在しない！

　アトピー性皮膚炎とは一般的に呼ばれている病名であり、わかりやすく説明するために本書の中でもそう呼びますが、実はアトピー性皮膚炎という皮膚病は架空のものであり、存在しないのです。そのことを詳しく本書では説明していきたいと思います。

はじめに

私は皮膚科専門医として約30年の臨床経験があり、後半の25年間は「アトピー性皮膚炎」と一般的に呼ばれている皮膚症状を中心に診療してきました。

しかしある時期から若いころ勉強してきたこと、あるいは学会や論文などで言われていることが実際の臨床と食い違い、それらが矛盾だらけなことに気づかされました。

そもそも、我々皮膚科医が診断のよりどころとしているアトピー性皮膚炎の「診断基準」自体があってないような状態なのです（これについては27頁で詳しく述べます）。

後輩の若い皮膚科の先生に「アトピー性皮膚炎を簡単に説明できますか」と尋ねても、ほとんどの者は「よくわからない」と答えました。

そう、それが本当の答えで、一般的にはよくわからないものがアトピー性皮膚炎なのです。学会や論文でも暗中模索状態で研究しているため結論が出ないし、当然正確に診断できる診断基準が作れないのもそのためなのです。

しかし私は15年ほど前にアトピー性皮膚炎の本性を解き明かすことができ、完治可能であると確信したため、アトピー性皮膚炎専門のクリニックを開業し、アトピー性皮膚炎を含めたアレルギー全般の診療をしています。また後で詳しく述べますが、食物アレルギー自体も予防できることを発見し、実践しています。

受診患者はもちろん95％以上がアトピー性皮膚炎の患者さんですが、そのほとんどは5歳未満の患児で、1日約90人、年間延べ約2万人のアトピー性皮膚炎の患者を診療しています。

クリニックの所在地は熊本県なので、患者さんは九州全域から受診されていますが、一部は東北や関東、あるいは関西など全国から受診されています。

当クリニックの特徴の一つは、アトピー性皮膚炎の患者が多いというだけでなく、初診時の年齢が0歳（生後数日から6カ月までの患者が中心）と非常に低いことです。

また遺伝性のため次の子の妊娠段階から相談されることも多く、発症の初期から全経過を追って観察できるのも特徴です（通常、皮膚科ではアトピー性皮膚炎の受診年齢は小学高学年以上と高く、小児科は逆に乳幼児からせいぜい10歳ぐらいまでで、発症初期から全経過を見ている医者はほとんどいないのが現状です）。

以上のような理由で、当クリニックは全国でも特異的な存在であると自負していますし、それ故に他のクリニックではわからないことなど、多くのエビデンスを持っています。たとえば私は乳幼児の引っ掻き傷を見ただけで、「母親と30分程度離れた」「家族以外の他人に抱っこされた」「夜泣きした」などがわかります。それを言うと、母親は非常に驚くのですが、アトピー性皮膚炎の子はストレスを感じると、心を落ち着けるために掻くという行動に出るのです。

乳幼児はストレスに対応した掻き方をするため、掻き傷を見ればある程度のことがわかります。つまり引っ掻き傷（皆さんは湿疹と勘違いされていますが）は、前日のその子に掛かったストレスを推測する状況証拠なのです。

逆に言えばストレスがわかれば、翌日にはどこをどの程度掻くかわかるということです。つまり「予測」できるのです。私のクリニックでは母親に予測できるまでを十分説明し、基本的にはステロイドを塗って治すのではなく、掻く行為を防ぐことで治していきます。

本書に記載されている内容は、私が長年アトピー性皮膚炎を診療していて気づいたことを中心に述べていますが、現在学会などで提唱されていても私が違和感をおぼえていることはすべて修正して、真実であると思われることのみを記載しています。

アトピー性皮膚炎を日常診療している医療関係者はもちろんのこと、お子様のアトピー性皮膚炎で悩まれている方にもわかりやすく解説していますﾠ(若干専門用語があると思いますが、インターネットなどで調べればすぐにわかると思いますので、その点はご容赦ください)。

またアトピー性皮膚炎のことは誰よりも詳しいと思っている医療関係者も、一度は固定観念を捨てて読んでみてください。

第1章

アトピー性皮膚炎の本質

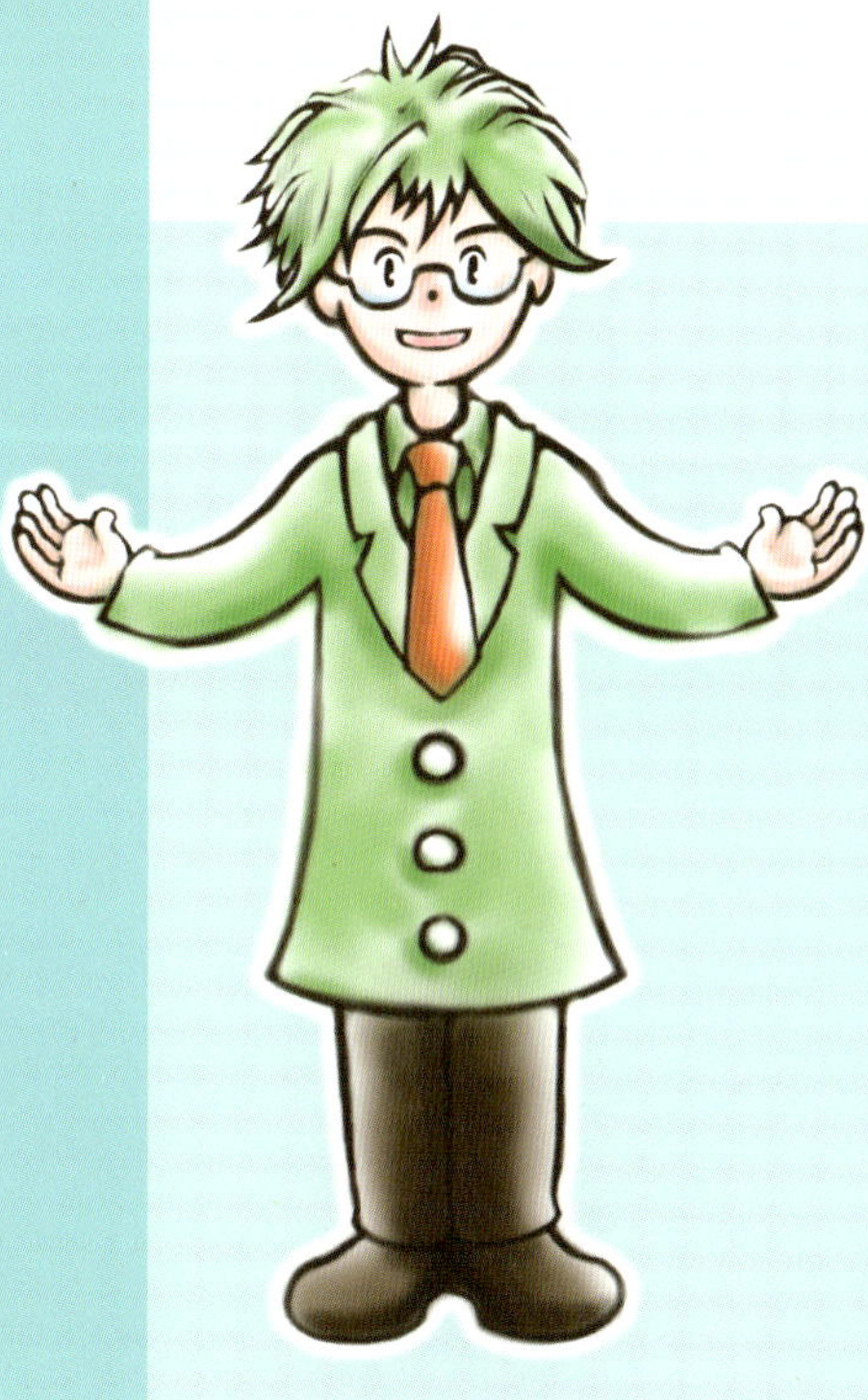

正確に把握されていないアレルギー疾患の実態

アトピー性皮膚炎に代表されるアレルギー疾患の実態というのは、厚生労働省も正確なデータを把握していないのが現状です。その理由は大きく分けて次の二つが考えられます。

①アレルギーを専門に診察している医者が非常に少ないため、アレルギーがあるにもかかわらず、「アレルギーがない」と判断されていることが非常に多い。たとえアレルギーを専門に診療していても、他の診療科の疾患まではわからない。例として、皮膚科は喘息《ぜんそく》あるいはアレルギー性結膜炎の診断及び治療に関して詳しくない。

②アレルギーは遺伝することが多いという前提のもとに、患者や患者家族のアレルギーの有無を調べるが、その際に臨床的見地から確認することなく、患者本人やその家族に簡単な問診をするだけで済ませていることが多々ある。

このような形で集められたデータは当然信憑性《しんぴょうせい》がないのですが、そのデータが厚生労働省には正式な医療機関からのものとして送られ、それを集計して報告するため、正確性に欠けるのは当然なことかもしれません。

①のアレルギーを専門に診療している医者が少ないというのは、アレルギー科を標榜している医者が少ないという意味ではなく、アレルギーを理解して診察できる医者が少ないという意味です。

一人の医者が多くの診療科、たとえば内科、呼吸器科、循環器科、小児科、皮膚科、アレルギー科などを標榜している例を多々見かけますが、実は医者は麻酔科以外勝手に色々な診療科を標榜してかまわないので、たとえ勉強したことのない診療科を標榜してもなんら罰せられないのです。

ひとりの医者が一人前になるにはどの診療科でも最低十年はかかります。つまり複数の診療科の内、本当に勉強したのはせいぜい二つの診療科まででしょう。後は患者を集めるためにただ単に看板をかかげているだけなのです。

また耳鼻咽喉《いんこう》科はアレルギー性鼻炎が専門ですから、ほとんどのクリニックは耳鼻咽喉科の他にアレルギー科を標榜しているのはお気づきでしょうか？　とはいってもアレルギー全般に詳しいわけではないので、他の診療科のアレルギー疾患に関してはよくわからないというのが本当のところなのです。これはアレルギーに関連する診療科すべてに言えることです。

②に関しては、受診目的以外に患者が持っている病気を「合併症」と呼び、患者の家族が持っている病気やかかったことのある病気を「家族歴」といいますが、アレルギーの合併症や家族歴があるかどうかをほとんどの医者は問診だけで済ませているのです。

しかし問診の相手は専門知識がないのですから、それは大きな間違いであると誰でもわかるでしょう。きちんとした調査をしなければ、そのデータはまったく信憑性がないのは当然ですよね。

ただし、これにはある大きな問題が存在するので仕方ないのかもしれません。その問題とは、①でも述べたように、医者は他の診療科の病気に関してはあまり詳しくないため、他の診療科に属するアレルギー疾患があるかどうか自分では判断できないということです。そのため医者は仕方なく、患者やその家族に病歴を聞くことだけで済ませているのです。

花粉症が3割、というデータの謎

たとえば厚生労働省が発表している花粉症の人は国民の25%~30%程度ですが、実際ははるかに多くの患者がいます。

まず花粉症とは、花粉をアレルゲン（アレルギーを起こす物質）として起こるアレルギー性鼻炎やアレルギー性結膜炎、あるいは喘息の総称で、専門用語ではなく一般用語なのです。花粉症と花粉をアレルゲンとしないアレルギー性鼻炎やアレルギー性結膜炎は、医学的にはアレルゲンが異なるだけで同義語ですが、一般的には明らかに花粉が関与しているものだけを花粉症と呼びます。

テレビ番組などで「花粉症のある人は？」という質問をすると、ゲストを含めた番組に出ている人の6～7割が手を上げます。その頻度はいつも同程度です。つまりそのぐらいの割合で花粉症を自覚している人がいるということではないでしょうか。

したがって質問を、花粉をアレルゲンとしないアレルギー性鼻炎やアレルギー性結膜炎にまで広げると、当然さらに多くの患者がいるのは明白です。

では実際はどうなのでしょうか。私は初診患者さんの中で、アレルギー性鼻炎やアレルギー性結膜炎を自覚している人が意外に少ないことにいつも驚かされます。

私のクリニックでは初診時に問診表を記載してもらいますが、その中の合併症や家族歴に関して、問診表の記載内容と実際に私が診察して詳しく聞いた結果とでは大きな差があるのです。

私がアレルギー性鼻炎やアレルギー性結膜炎（花粉症を含む）であると診断した半数近くの患者やその家族の方が、「自分はアレルギーがない」と思っていました。ここでアレルギーがないと思っているあなたに一つ質問をします。

普段使っていない倉庫など、ホコリの多い場所をハタキなどで掃除した時に、鼻がムズムズしたりくしゃみが出たりした経験はありませんか。

それはハウスダストやダニに対するアレルギー性鼻炎の症状、つまり広義の花粉症であり、そのうちにスギなどの花粉にも反応するようになり、本格的な花粉症に移行するかもしれません。

このようにただ単に「花粉症がありますか」という質問をしても、花粉症を理解していない人がまだたくさんいるため、その質問だけでは正確な答えが返ってきません。ましてや「アレルギー性鼻炎やアレルギー性結膜炎がありますか」という専門用語の質問では、さらに正確さを欠く結果になってしまうのは当たり前のことなのです。

アレルギーがあるかどうかという質問は、相手が理解できるように質問しなければ、その結果はまったく信憑性のないものになってしまいます。

しかし実際は前述したように、医者の簡単な質問や問診表に患者やその家族が記載したものをそのままデータとして取り上げているのですから、その信憑性がいかに低いのかわかると思います。

結論として、一般に言われているよりもかなり多くの人が花粉症を含めたアレルギーを持っているということです。

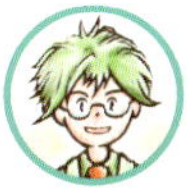

アトピー性皮膚炎の診断基準自体が未完成

まず、「アトピー性皮膚炎」と診断するための基準を29頁の表1に示しますが、その診断基準で一番問題なのは、本来アトピー性皮膚炎はアレルギー疾患という前提のもとに考えなくてはいけないのに、「診断基準項目にアレルギーという言葉が入っていない」ということです（「定義」と「診断の参考項目」の欄には記載していますが）。

アレルギーマーチ（アトピー性皮膚炎、喘息、アレルギー性鼻炎、アレルギー性結膜炎、じんましんなどが順々に出現する状態）という言葉を聞いたことはありますか。これはアトピー性皮膚炎が他のアレルギー疾患と密接に関連しているということを表現した言葉であり、医者なら誰でも知っている言葉です。

つまりアトピー性皮膚炎はアレルギーと密接に関連していると多くの医者は思っているわけで、そうであればアレルギーという言葉を診断基準項目の中に入れるべきではないでしょうか。

さらに、診断基準2の「特徴的皮疹と分布」に「湿潤性紅斑《しつじゅんせいこうはん》」や「丘疹《きゅうしん》」あるいは「痒疹《ようしん》」などという言葉が並んでいます。

これらはみな湿疹の状態を示す言葉で、簡単に説明すると「湿潤性紅斑」は赤くなっている一部が湿っていてジュクジュクしている湿疹、「丘疹」は米粒のような形の皮膚表面から少し盛り上がっている湿疹、「痒疹」は小豆《あずき》のように硬く皮膚表面から盛り上がっていて非常にかゆみが強い湿疹ですが、アトピー性皮膚炎ではなくても見られるものなのです。

湿疹様病変というものは、そこを掻いているうちに色々な要因、たとえばそこにバイ菌が付いたり、そこを更に強くこすったりすることで修飾され、湿潤性紅斑や丘疹あるいは痒疹などといわれる状態が二次的にできあがります。

「これこそがアトピー性皮膚炎だ」と特徴づけるような、特異的な皮疹は存在しないのです。

アトピー性皮膚炎の定義（概念）
アトピー性皮膚炎は、増悪・寛解を繰り返す、瘙痒のある湿疹を主病変とする疾患であり、患者の多くはアトピー素因を持つ。
アトピー素因：①家族歴・既往歴（気管支喘息、アレルギー性鼻炎・結膜炎、アトピー性皮膚炎のうちいずれか、あるいは複数の疾患）、または② IgE 抗体を産生し易い素因。

アトピー性皮膚炎の診断基準
1. 瘙痒
2. 特徴的皮疹と分布
　①皮疹は湿疹病変
　・急性病変：紅斑、湿潤性紅斑、丘疹、漿液性丘疹、鱗屑、痂皮
　・慢性病変：浸潤性紅斑・苔癬化病変、痒疹、鱗屑、痂皮
　②分布
　・左右対側性
　　好発部位：前額、眼囲、口囲・口唇、耳介周囲、頸部、四肢関節部、体幹
　・参考となる年齢による特徴
　　乳児期：頭、顔にはじまりしばしば体幹、四肢に下降。
　　幼小児期：頸部、四肢関節部の病変。
　　思春期・成人期：上半身（頭、頸、胸、背）に皮疹が強い傾向。
3. 慢性・反復性経過（しばしば新旧の皮疹が混在する）
　　：乳児では2カ月以上、その他では6カ月以上を慢性とする。
上記1、2、および3の項目を満たすものを、症状の軽重を問わずアトピー性皮膚炎と診断する。そのほかは急性あるいは慢性の湿疹とし、年齢や経過を参考にして診断する。

除外すべき診断（合併することはある）
・接触皮膚炎
・脂漏性皮膚炎
・単純性痒疹
・疥癬
・汗疹
・魚鱗癬
・皮脂欠乏性湿疹
・手湿疹（アトピー性皮膚炎以外の手湿疹を除外するため）
・皮膚リンパ腫
・乾癬
・免疫不全による疾患
・膠原病（SLE、皮膚筋炎）
・ネザートン症候群

診断の参考項目
・家族歴（気管支喘息、アレルギー性鼻炎・結膜炎、アトピー性皮膚炎）
・合併症（気管支喘息、アレルギー性鼻炎・結膜炎）
・毛孔一致性の丘疹による鳥肌様皮膚
・血清 IgE 値の上昇

臨床型（幼小児期以降）
・四肢屈側型
・四肢伸側型
・小児乾燥型
・頭・頸・上胸・背型
・痒疹型
・全身型
・これらが混在する症例も多い

重要な合併症
・眼症状（白内障、網膜剥離など）：とくに顔面の重症例
・カポジ水痘様発疹症
・伝染性軟属腫
・伝染性膿痂疹

表1　アトピー性皮膚炎診療ガイドライン 2016 年版

実際にアトピー性皮膚炎の診断基準は「除外診断」といって、症状から考えられる疾患を探し、その中で最も考えられる疾患を順番に当てはめて診断する方法です。つまり「消去法で決める」ということです。

診断基準3の「慢性・反復性経過」のところには、「乳児では2カ月以上、その他では6カ月以上」という基準を充たさなければ、アトピー性皮膚炎と診断しないということが書いてあります。

症状がまったく同じでも、6カ月未満でいったん症状が落ち着けば、「アトピー性皮膚炎」ではなく、「慢性の湿疹」と診断するということです。これこそがまさに除外診断であり、アトピー性皮膚炎を決定づける診断根拠が存在しないということなのです。

アトピー性皮膚炎と慢性の湿疹は次のようにまったく違うものであるはずなのに、このように「皮疹の持続期間」だけで分けられています。

・アトピー性皮膚炎：乾燥肌、他のアレルギー疾患の合併、家族歴、難治性、原因不明

・慢性の湿疹：単独の皮膚疾患、原因は多々あり一部不明

今のアトピー性皮膚炎の診断基準は、どこにどういう病変ができやすいとかいう統計学的情報であって、診断基準と呼ぶには問題があります。

アトピー性皮膚炎は症状であって、病名ではない

世間一般では「アトピー性皮膚炎」という言葉が独り歩きをして、まったく単独の難治性皮膚疾患のごとく考えられているようですが、アレルギー体質の人に起こる、単なる皮膚症状と考えてください。

アレルギー体質があれば、皮膚、気管支、鼻、目、消化管など臓器に色々な症状が出てきます。そして、それぞれに名前がついて

皮膚は「アトピー性皮膚炎」
気管支は「喘息」
鼻は「アレルギー性鼻炎」
目は「アレルギー性結膜炎」

という症状に対する名前が付いただけなんです。

風邪を引いた時の咳《せき》、くしゃみ・鼻水、発熱のように、症状に名前が付いただけだと考えてください。

たとえばアレルギー性鼻炎は単独の病気ではなく、大抵アレルギー性結膜炎と一緒に症状が出るのです。前述した「アレルギーマーチ」という言葉では少しニュアンスが異なるので、本来はアレルギー疾患と言われているアトピー性皮膚炎やアレルギー性鼻炎を総称して「小児アレルギー症候群」と呼べば非常にわかりやすいのです。

なぜならそう定義すればアトピー性皮膚炎は「小児アレルギー症候群」の皮膚症状であり、喘息はその気管支の症状というだけで、それぞれがまるで単独の病気のような勘違いが少なくなるからです。

診断基準というものは臨床をもとに誰もが明確に理解でき、かつ実践に則したものを作らなければ意味がありません。

アトピー性皮膚炎の皮膚症状とは何か

ではアトピー性皮膚炎の皮膚症状とは何か、という話に移ります。

それは

①乳児期の顔面の湿疹（写真❶、❷）
②生後3カ月ごろから始まり、通常学童期には治る乾燥肌。通称サメ肌（写真❸）
のことです。

湿疹といっても生後初期の顔面の湿疹のみを指し、その後にできる湿疹様病変はすべて引っ掻いてできた引っ掻き傷、と私は考えています。

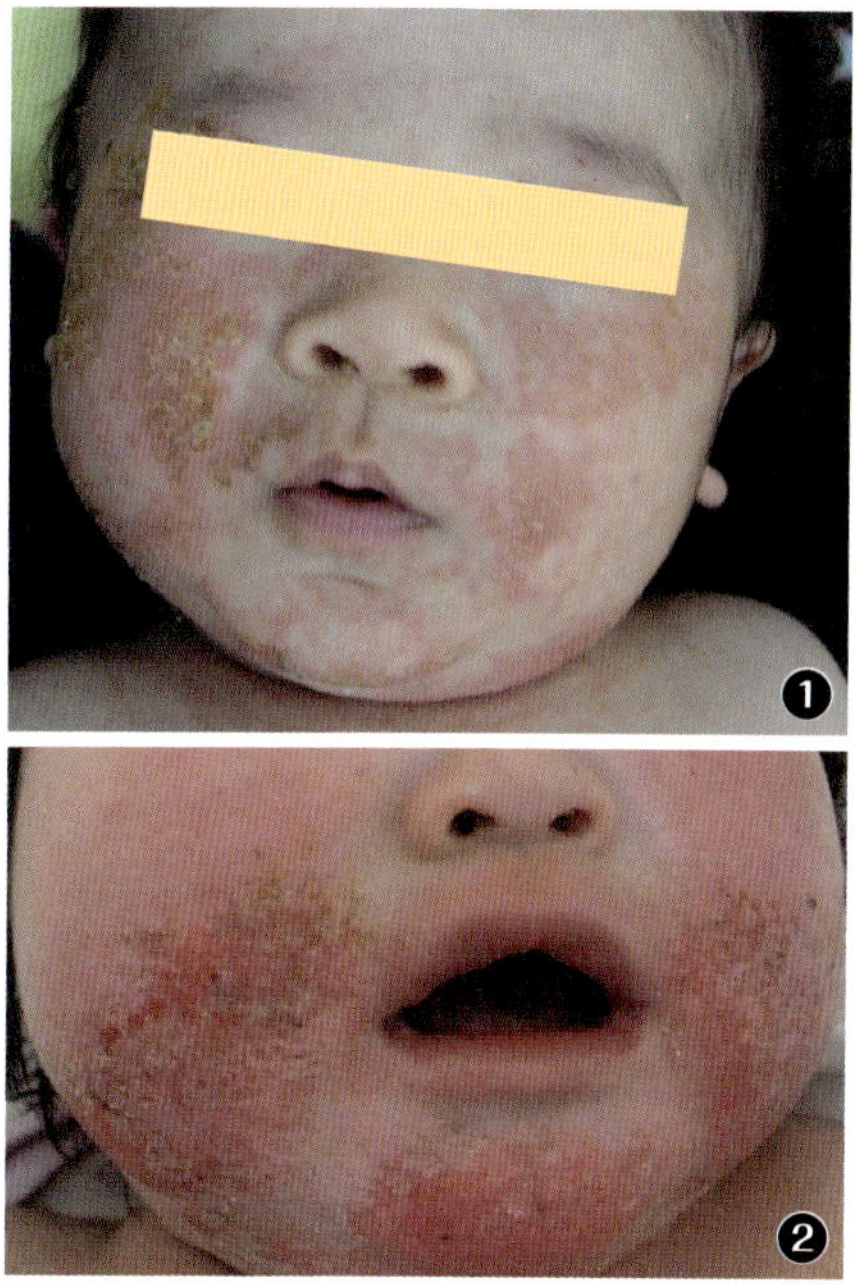

生後2週間頃から乳児の顔面にできる湿疹。アトピー性皮膚炎の特徴の1つ

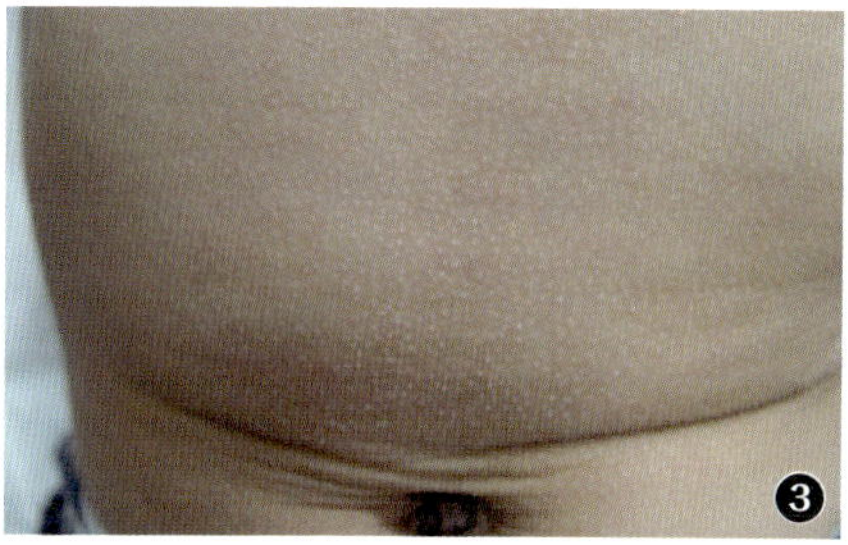

通称「サメ肌」と呼ばれているこの皮膚症状が、アトピー性皮膚炎に特徴的な乾燥肌

「え、そんな馬鹿な！」と思われるかもしれませんが、本書を最後まで読まれて、お子さんの湿疹のでき方や掻破《そうは》行動を観察すれば、このことが本当だと確信できるはずです。

アトピー性皮膚炎は乳児期の顔面の湿疹と乾燥肌のことであり、従来から学童期には治ると言われていましたが、それは正しかったのです。アトピー性皮膚炎が治らないと思われているのは、「掻きグセ」を付けてしまって、それによってストレスで掻くようになったためなのです。

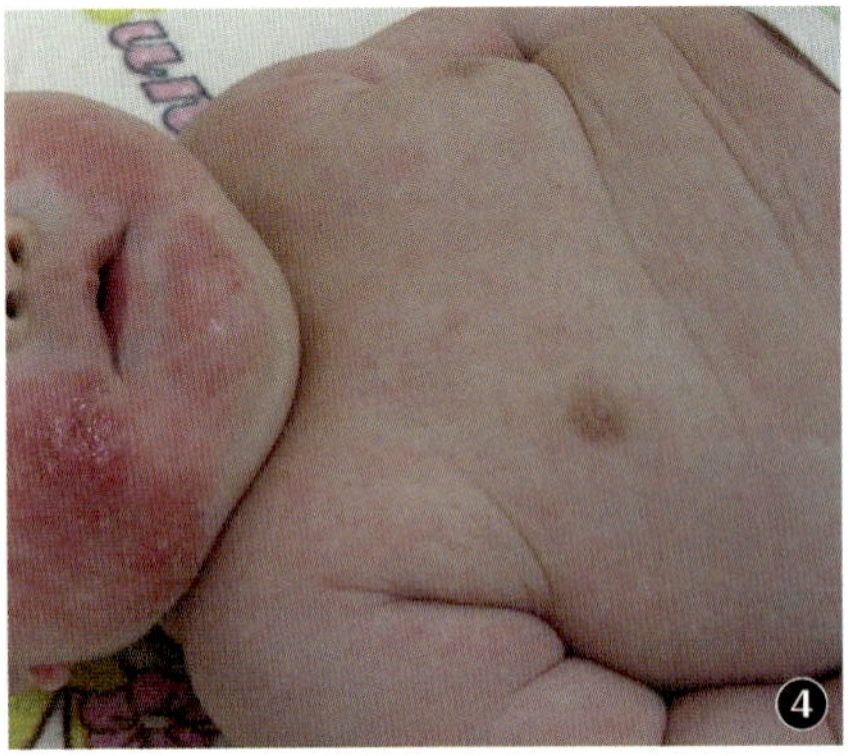

この写真は既に掻きグセが付いている乳児で、顔面の湿疹から始まって体を掻くようになった症例です。このように掻きグセが付くと、年齢と共に徐々に掻く範囲が広くなって典型的なアトピー性皮膚炎に移行していきます。

もし私がアトピー性皮膚炎の診断基準を作るとすれば、

「生後1カ月前後の乳児期に顔に湿疹があったかどうか」

「それに引き続き起こる乾燥肌の有無」

で十分と考えます。それに加えるとすれば、本人に他のアレルギー疾患が合併しているか、あるいは家族にアレルギー疾患を持った人がいるかどうかという項目ぐらいでしょう。

乾燥肌があれば当然カサカサしてかゆくなり、掻き出します。その結果引っ掻き傷ができ、それが炎症を起こし、湿疹様病変となります。

炎症を起こすことによってさらにかゆくなり、一層掻き出します。これがアトピー性皮膚炎の湿疹様病変のできる経緯です。つまり乾燥肌がある乳幼児は多かれ少なかれ掻いているため、アトピー性皮膚炎と診断しても問題ないはずです。

しかしこれを「小児乾燥性湿疹」などと診断している例が多々見られます。小児乾燥性湿疹とは、肌がアトピー性皮膚炎と同様にカサカサで、そのためかゆくて掻く結果として引っ掻き傷や湿疹ができる皮膚病のことで、たしかに皮膚の症状に関しては両者に違いはありません。

しかしアトピー性皮膚炎は他のアレルギー疾患を合併しているわけですから、アトピー性皮膚炎を小児乾燥性湿疹などと診断することは、合併している食物アレルギーなど他のアレルギー疾患に気づくのに遅れて悪化してしまう恐れがあります。

結論としては、学会レベルでもアトピー性皮膚炎はまだブラックボックスの中に入ったままで、ほとんど解明されていないということなのです。

アトピー性皮膚炎はアレルギーで起こるのか

アトピー性皮膚炎に関しては学会でもいろんな意見が交錯していますが、一般的には
「アレルギー体質を持った人に起こる皮膚角質層の異常で、その主因は遺伝による酵素の異常がもたらすセラミド、あるいは遺伝子異常によるフィラグリンの量的不足によって起こる」

と言われています。

その結果、皮膚角質層の構造的欠陥が起こり、角質細胞がはがれ、アトピックドライスキン（先に述べた乾燥肌のことを正式にはこう呼びます）が出現すると考えられています（写真❸）。簡単にいうと遺伝による乾燥肌のことです。

では、

「アトピー性皮膚炎そのものもアレルギーで起こるのか」

という疑問に対して、学会でもまだ結論は出ていません。

アトピー性皮膚炎はアレルギー疾患であるアレルギー性鼻炎、アレルギー性結膜炎、喘息などを合併していることが多いのですが、アトピー性皮膚炎自体がアレルギー反応によって起こるのかどうか、という問題です。

私の個人的な意見は

「アトピー性皮膚炎はアレルギー体質を持った固体に起こり、アトピー性皮膚炎以外のアレルギー疾患を合併するが、アトピー性皮膚炎はあくまでも遺伝による酵素異常あるいは遺伝子異常によるセラミドやフィラグリンの量的不足によって起こるのであって、アレルギー反応が直接アトピー性皮膚炎を形成しているのではない」

というものです。言い換えれば、

「アトピー性皮膚炎をもたらす酵素異常や遺伝子異常は、アレルギーを起こす遺伝子と何らかの関係があるために起こっている可能性がある」

と、私は考えているわけです。

アトピー性皮膚炎になった乳幼児の食物アレルギーは有名ですが、その他にもアトピー性皮膚炎の患者がダニやハウスダストなどに対するⅣ型アレルギー（接触皮膚炎、つまりかぶれを起こすアレルギー反応の型）を持っているのは我々皮膚科医の間では周知の事実です。

これらが誤解を招く原因となっているのか、アトピー性皮膚炎がアレルギー反応で起こっていると勘違いされているようです。ただし小児科の意見は、アトピー性皮膚炎は食物アレルギーが原因であるという意見が主流で、皮膚科はダニやハウスダストなどに対する接触皮膚炎が原因であると言って、なかなか結論が出ません。

でも私は、どちらも直接の原因ではないと、言い切れます。食物アレルギーは当クリニックでRAST検査した結果、アトピー性皮膚炎の58・4％（検体数2000）が陽性でした。

しかし逆に約40％のアトピー性皮膚炎患者は食物アレルギーが陰性だったのです。つまり少なくとも約40％のアトピー性皮膚炎患者はその発症に、食物アレルギーは関係なかったと言えるわけです。

たとえ食物アレルギーがある患児でも、大抵の場合3歳前後から徐々に消えはじめ、6歳ぐらいには完全に消えています。しかし食物アレルギーがなくなったからといってアトピー性皮膚炎がよくなっているかというと、必ずしもそうではありません。

アトピー性皮膚炎の発症に食物アレルギーが関与すると仮定した場合、これらの矛盾点はどう説明すればいいのでしょうか。

ダニやハウスダストも直接関係はない

また当クリニックでのダニやハウスダストのRAST検査では1歳未満のほとんどが陰性でした。RAST検査は、食物アレルギーや花粉アレルギーに対するI型アレルギーを調べるテストなのですが、通常ダニやハウスダストに対するⅣ型アレルギーも並行して陽性になることが多いため、「1歳未満のアトピー性皮膚炎患者はダニやハウスダストに対するアレルギーがない」と言って問題ないと思います。

またある施設で乳幼児を対象にダニやハウスダストに対するⅣ型アレルギーをパッチテストで調べた報告があり、その結果でもやはり1歳未満ではほとんど陰性という結果でした。このことからも1歳未満のアトピー性皮膚炎の発症にダニやハウスダストは直接関係がない、と言えるのではないでしょうか。

また年齢が高くなるにつれてダニやハウスダストのパッチテストで陽性になる率が上がってきますが、だからといってそれがアトピー性皮膚炎の発症や増悪に直接関係があると言うには色々問題があります。

アレルゲンであるダニやハウスダストが皮膚に接触した場合に、そこに炎症が起き、その結果湿疹を作ることは学会などでも報告されていますが、ダニは皮膚のいたるところに存在しているわけで、局所的に一部の皮膚に湿疹を作るのは不自然であり、考えにくいと思います。

もし起こるとすれば、ダニのアレルゲン以外の何らかのファクターが関与しなければ、局所的に起こることはないはずです。そのファクターの一つは、かゆみによって皮膚を掻くという行為です。

引っ掻いた部位はバリアが破綻していますので、そこにダニのアレルゲンが接触すれば炎症を起こしやすく、その結果湿疹ができることは当然考えられますが、それはあくまでも増悪要因にしか過ぎません。

このようにどちらにも矛盾する点があり、理論的に矛盾点があれば、それは真実ではないと考えるべきではないでしょうか。そこから考えをスタートしなければ、まったく先に進めなくなります。

食物アレルギーに関して補足すれば、食物アレルギーによって皮膚に症状を起こすことはあります。有名なじんましんや、口腔《こうくう》内アレルギー症候群（症状としては、アレルギーのある食物を食べてから通常30分以内に、唇がはれたりかゆくなったり、重症例ではノドがはれて息ができなくなったりする）などですが、これはアトピー性皮膚炎の症状ではありません。

以上のことからも、前に個人的意見として述べたように「アトピー性皮膚炎はアレルギー素因を持った固体に起こり、その他のアレルギー疾患を合併するが、アトピー性皮膚炎はあくまでも遺伝による酵素異常などで起こり、アレルギー反応が直接アトピー性皮膚炎を形成しているのではない」と私は考えているわけです。

ただしアレルギー疾患は、糖尿病や痛風と同じように遺伝的素因だけでは発症せず、それに幾つかの誘発因子が作用してはじめて発現する多因子遺伝であると考えられているので、アレルギー家系であっても、アレルギー疾患にかからない人がいます。

特に喘息は発症率が他のアレルギー疾患に比べ低いのでその傾向が強いと言えます（正確なデータはありませんが、当クリニックでのアトピー性皮膚炎の患者の他のアレルギー疾患との合併率は、アレルギー性結膜炎はほぼ１００％に近く、アレルギー性鼻炎で80％程度、喘息は30％前後です。一度でも出たことがあるかどうかで調査すると、じんましんも50％以上あるようです）。

なぜかゆくなったり湿疹ができたりするのか

前にも述べましたが、アトピー性皮膚炎患者が湿疹様病変を起こす仕組みについて、今最も注目されているのが、角質層におけるバリア機能の破綻説です。

アトピー性皮膚炎患者の皮膚は、角質層の接着剤であり保湿機能を併《あわ》せ持つセラミドという物質が、酵素（スフィンゴミエリンデアシラーゼ）の異常により不足するために、角質細胞が剝がれ、かつ保湿機能も低下してカサカサになります（図1）。

このアトピー性皮膚炎に特徴的なカサカサした肌の状態を、医学的には「アトピックドライスキン」と呼んでいるわけですが、通常生後6カ月頃までには確認できます（写真❺）。

この状態では皮膚を守る角質層のバリア機能が壊れているために、汗を含めた色々な外的刺激から皮膚を守れず、かゆくなります。その結果掻き出して、引っ掻き傷ができ、そこに炎症を起こして湿疹様病変となります。

炎症を起こすことによってさらにかゆくなり、一層掻き出します。また掻くことによって皮膚の中にある肥満細胞からヒスタミンなどのかゆみの物質が出て、その結果また掻き

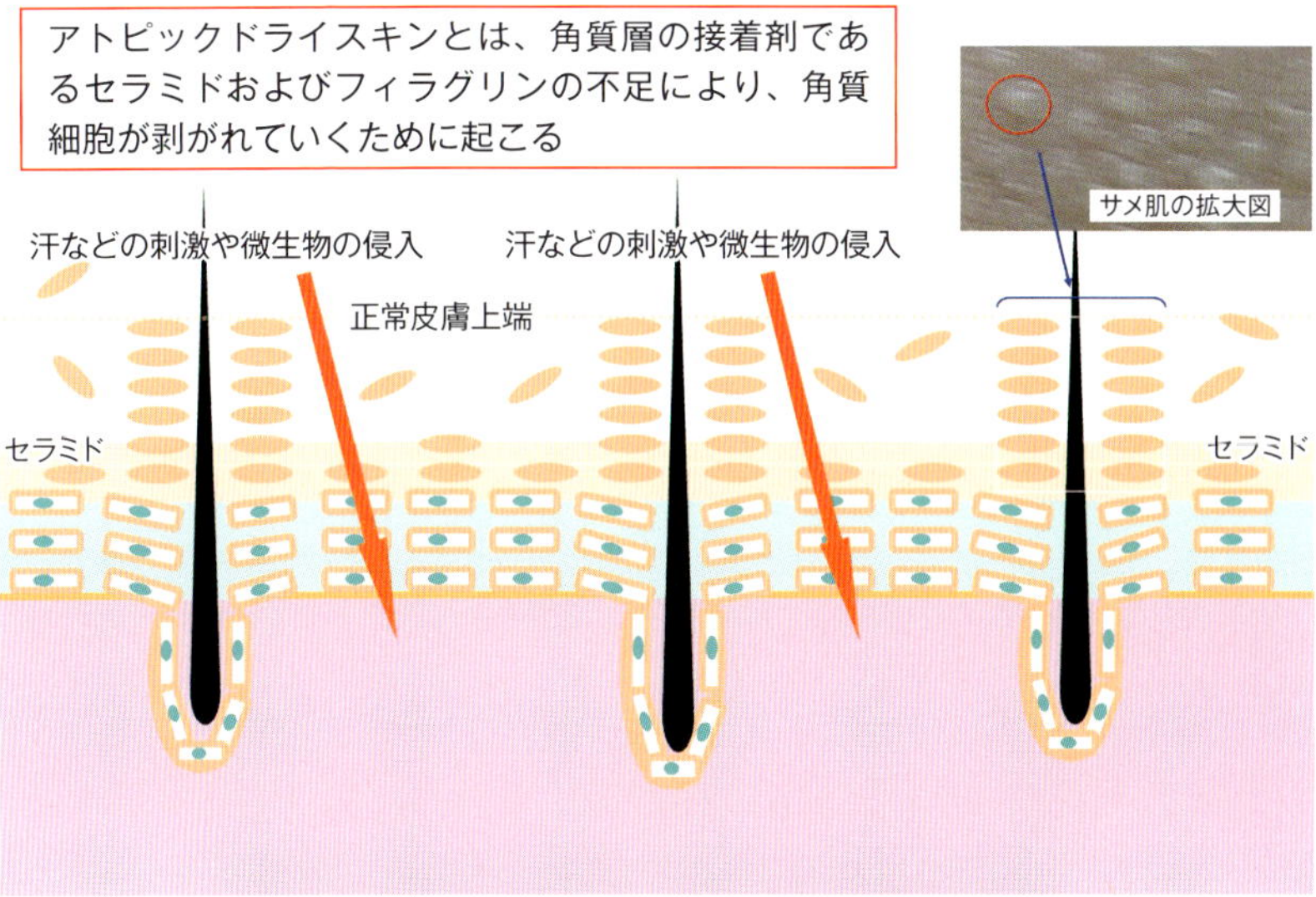

図１　アトピックドライスキンが起こる状態

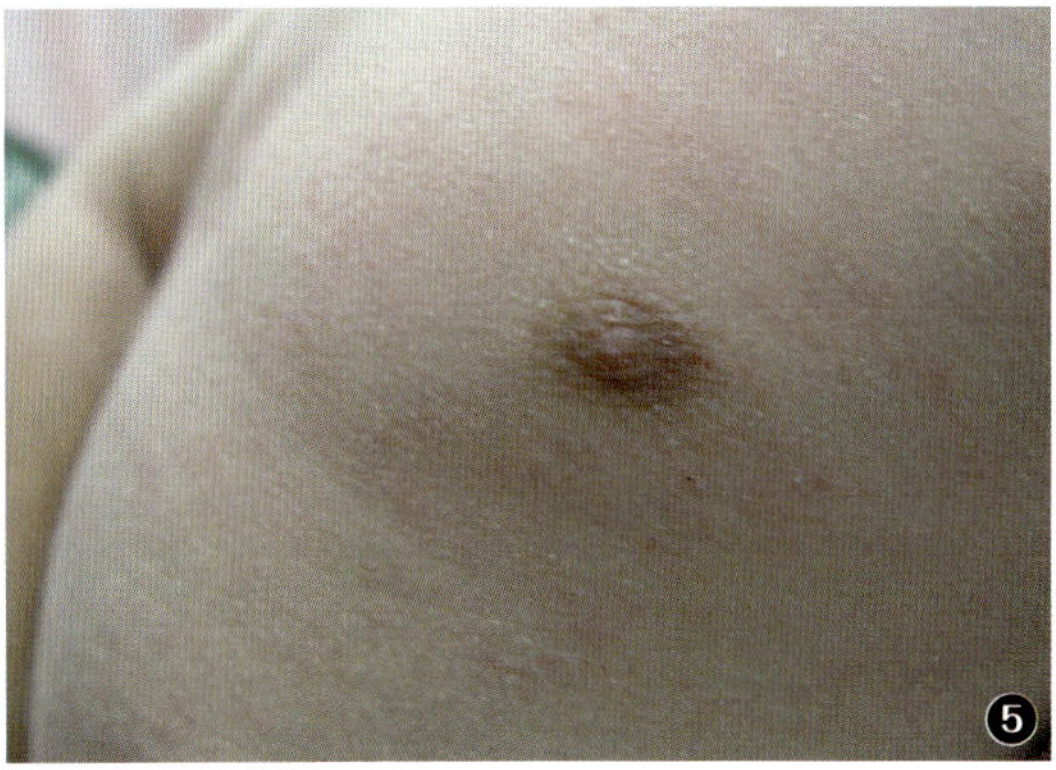

写真のようにカサカサしているため、それだけでもかゆいが、汗などの刺激が加わると更にいっそうかゆくなり、その結果掻くことにより湿疹様病変ができる。

出します。

　この一連の反応が繰り返されると、NGF（Nerve Growth Factor）と呼ばれているホルモンが放出され、それにより皮膚のかゆみを感じる神経（C繊維末端）がどんどん増殖し、皮膚の表面近くまで伸びてきます（図2）。

　これが起こるとわずかな皮膚への刺激でもかゆくなります（知覚過敏状態）。これがアトピー性皮膚炎の、かゆくなったり湿疹様病変ができたりする経緯の一つです。

　またアトピー性皮膚炎の湿疹様病変で特徴的なのが、いつも同じ部位にできるということです。これは次で説明

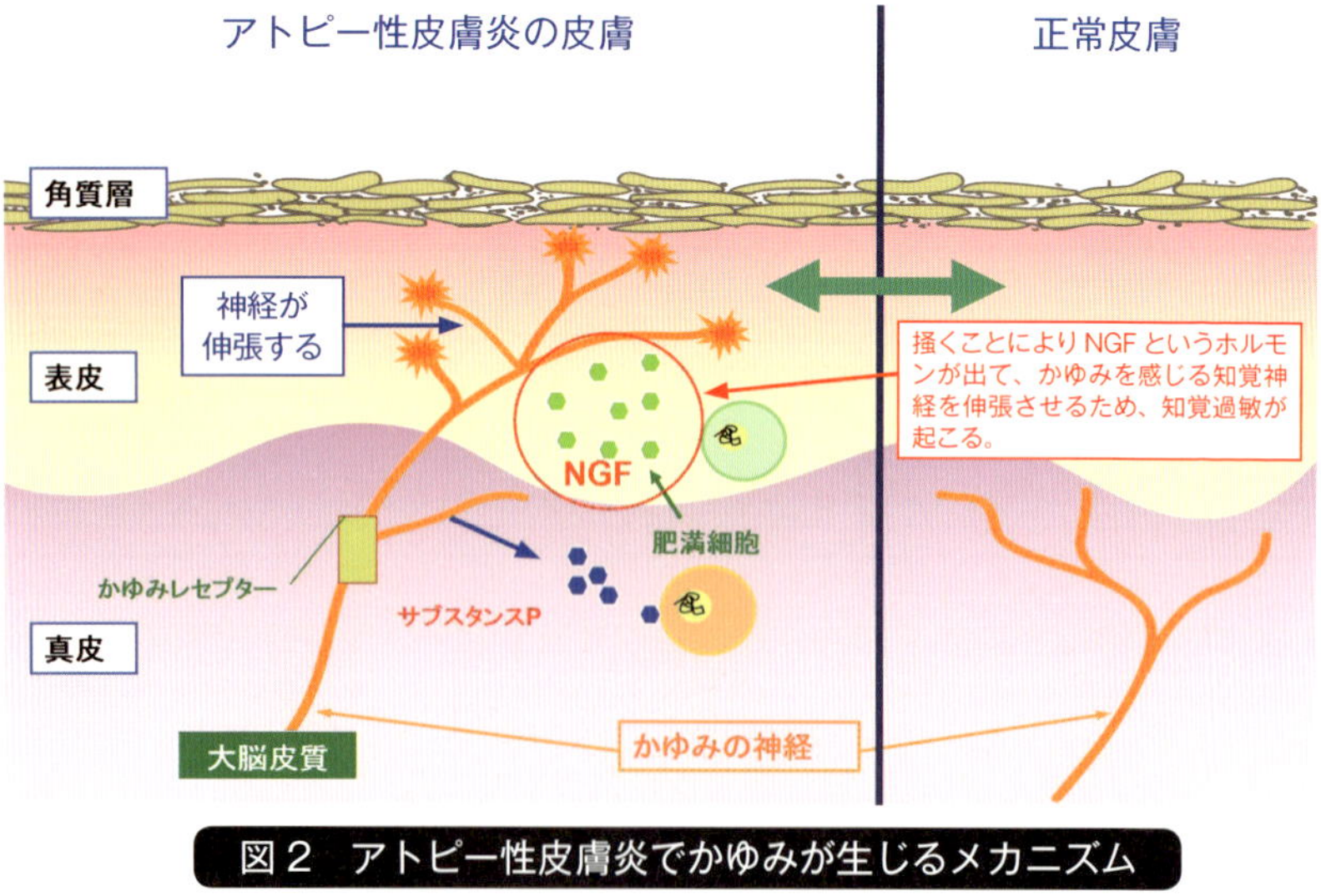

図2　アトピー性皮膚炎でかゆみが生じるメカニズム

する「掻くという行為に対する精神的依存、掻きグセあるいは掻破依存」が大きく関係しています。この掻きグセがあるとホッとした時などに急にかゆみが出て我慢できなくなり、掻き出します。これが二つ目の経緯です。

「かゆいから掻く」がクセになっていく

乳児期にはおしゃぶりや指しゃぶりを始めとして、いろいろな物や行動が精神安定効果をもたらすようになります。

アトピー性皮膚炎の場合、初発症状は乳児脂漏性《しろうせい》皮膚炎、乳児湿疹などと診断される顔面の湿疹ですが、早ければ生後まもなくその症状が出はじめます。

また生後6カ月頃までにはアトピックドライスキンが現れるため、肌がカサカサしてきます。これらの症状が出現するとかゆくなるため、掻きはじめます。

掻くといっても色々な掻き方があり、乳児の顔面の場合は、母親が抱っこしている時に顔をこすりつけてきたり、背中がかゆい場合は、床に背中をこすりつけたりして掻きます。

もちろん手でゴシゴシ掻くような仕草もします。

最初は本当にかゆくて掻いているのだと思いますが、それを繰り返しているうちに、掻くという行為が精神安定作用をもたらすようになり（掻くと気持ちいいのでβ―エンドルフィン様脳内麻薬物質、つまり精神安定作用物質がたくさん出るのでしょう）、不安な時や不機嫌な時、あるいはほっとした時などに掻くという、ある一定のパターン化した行動をとるようになります。

これが掻きグセの始まりです。**掻きグセは早ければ乳児期初期にはすでに見られる現象で、アトピー性皮膚炎の本質と言える特徴的な現象です。**

掻きグセは一種の精神的依存症であり、ストレスを感じると湿疹が有る無しに関係なく、どこかを掻きはじめます。子供が寝る前に、（湿疹がないにもかかわらず）背中をさすってあげないと寝ないということをよく聞きますが、これも同様の現象です。

掻きグセは1歳までにはほぼ完成されるようです。つまり1歳以上のアトピー性皮膚炎の患児はほぼ全員掻きグセが付いているということです。

「掻く」という行為は生まれ持った本能であり、生後まもなくできる顔面の湿疹は当然かゆいため、本能的に掻きます。これは何の問題もない行為なのですが、その状態を何もし

ないで放置していると徐々に掻く行為が強くなって、本能である

「かゆいから掻く」

という行為が

「心を落ち着けるために無意識に掻くという掻きグセ」

に代わっていきます。

これが世にいうアトピー性皮膚炎の始まりなのです。小学生以上の典型的なアトピー性皮膚炎と診断されている患者さんの初期症状はみな、乳児期の顔面の湿疹であったはずです。そこからきちんと治療しなかったために掻きグセが付き、無意識に掻きはじめた結果、典型的なアトピー性皮膚炎となってしまっただけなのです。

つまりアトピー性皮膚炎とは

「掻きグセによる人工的な皮膚症状」

なのであり、それゆえに

「アトピー性皮膚炎という皮膚病は存在しない」

と私は言い切っているのです。

第2章

なぜ「掻く」のか

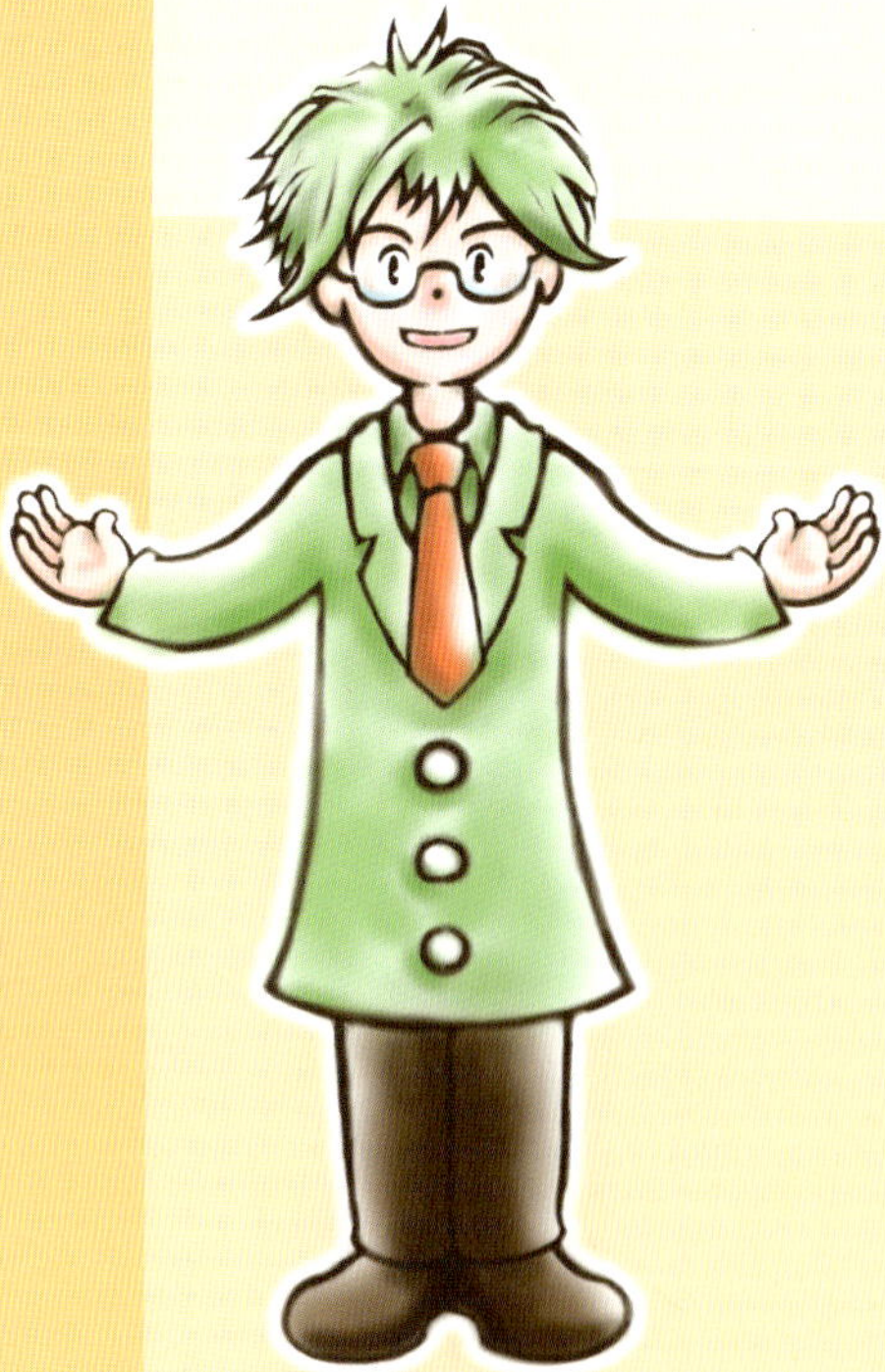

掻きグセはどんな経過をたどるのか

「アトピー性皮膚炎の湿疹様病変は掻きグセによる人工的な皮膚症状である」と述べましたが、ということはアトピー性皮膚炎の治療とは掻きグセに対する治療であると言えます。

この掻きグセに対処するには、この現象がどのようにして生まれ、どのような特徴があるかということを知らなければなりません。

「アトピー性皮膚炎の本体は皮膚の角質層におけるセラミド不足によるバリア機能の破綻」と先に述べたように、セラミドが不足すると皮膚はカサカサしてかゆくなり、さらに知覚過敏も起こり、湿疹がないにもかかわらずかゆくなり、掻き出します。

この時点で病院に連れて行っても、「このくらいの子供はかゆがるのが普通ですから、放っておいても大丈夫ですよ」と言って、薬もくれないのが現状です。

これは怖いことです。その時点ではすでに掻きグセが付いていると思われるので、そのままこの状態を続けていると掻きグセが完成され、ある一定のパターンを持って掻きはじめ、湿疹様病変を作り出します。

掻いた結果として湿疹様病変ができているので、掻けない部位には原則、湿疹様病変はできません。そのため通常は、掻いた部位と掻かない部位に境界ができます（写真❻、❼）。

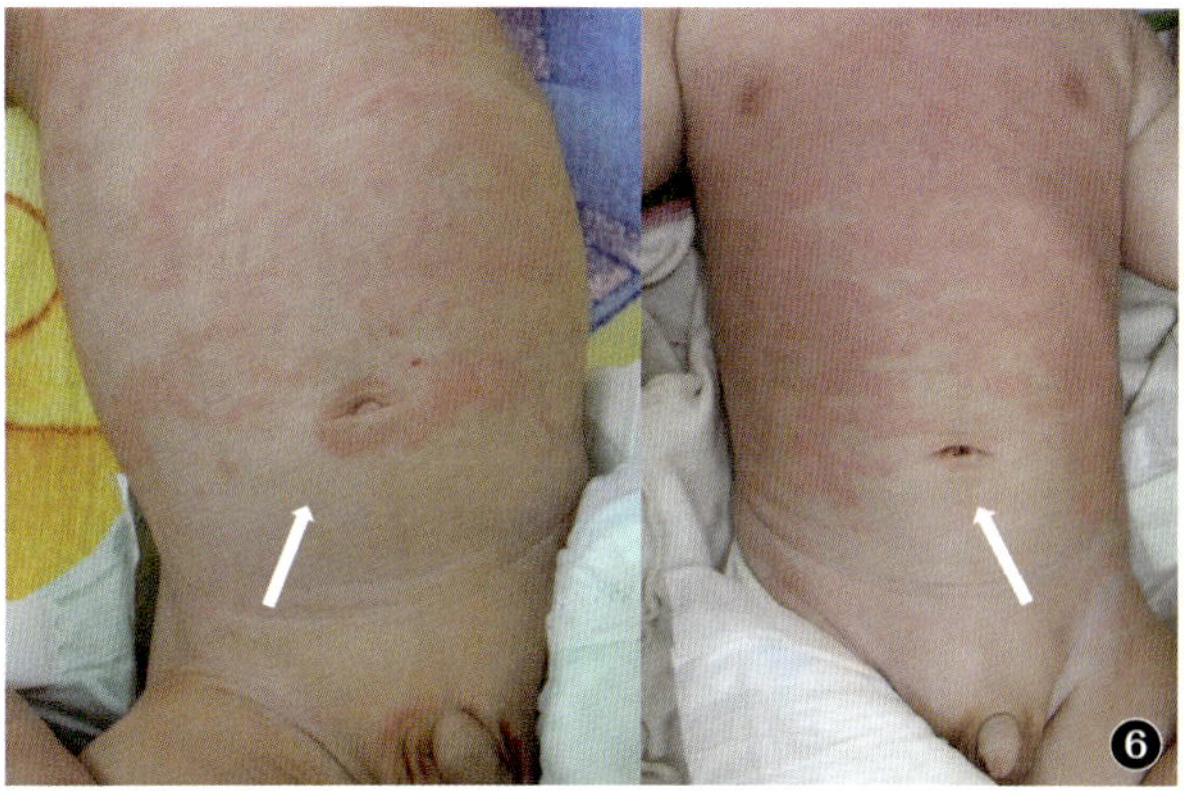
❻

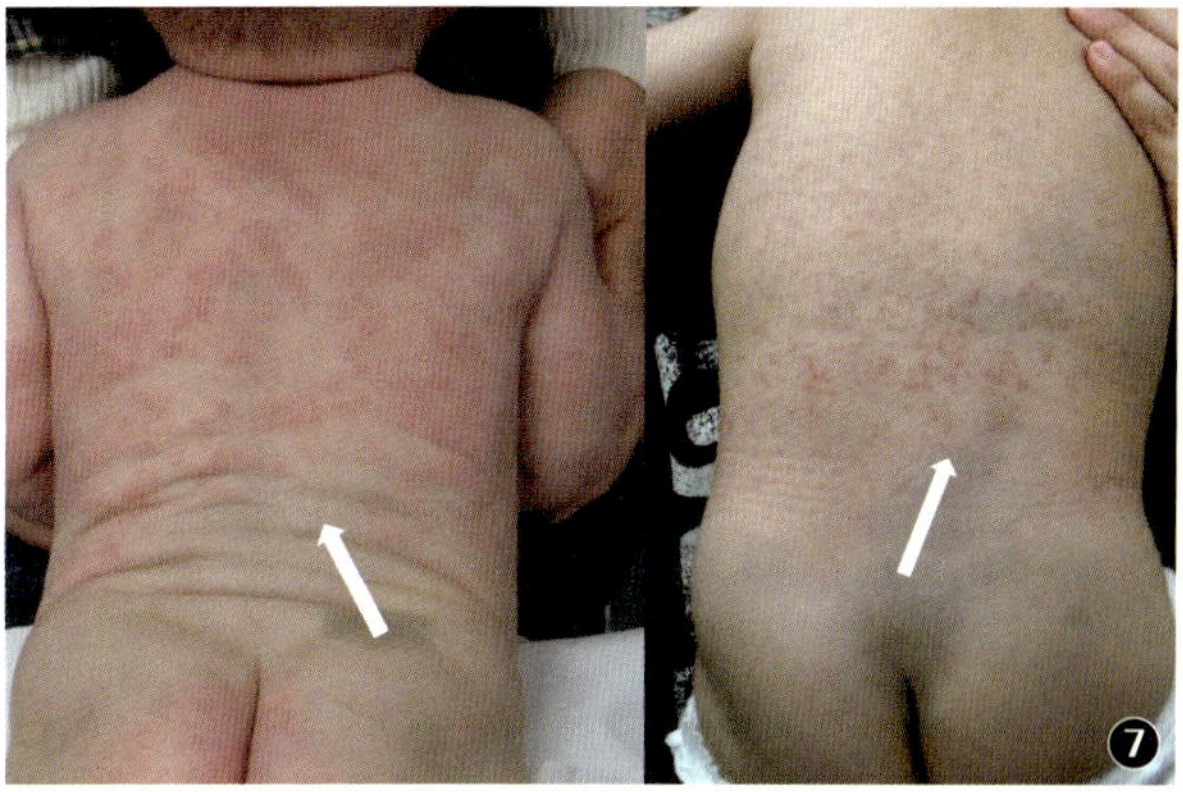
❼

矢印で示した部位を境界として、湿疹のある部位とそうでない部位に分かれている。オムツでカバーされている部位は掻くことができないため、湿疹ができなかったのであり、この部位をセーフティーゾーンと呼んでいる前頁の写真を見ていただくと、オムツでカバーされている部位は掻けないため、湿疹様病変ができていないことがおわかりになると思います。

さらにこの状態を続けていると、掻き方が激しくなり、皮膚をむしり取るような激しい掻き方になることがあります。この状態では当然痛いはずなのに、掻くのを止めることができなくなります。

こうなるとステロイド軟膏《なんこう》やかゆみ止めの飲み薬はほとんど効かなくなります。

私はこの状態を「掻破依存症」と呼んでいますが、完全に精神的依存症になってしまった状態で、いわゆるパチンコ中毒（ギャンブル依存症）や過食症・拒食症、爪噛み、スマホ依存症、買い物依存症と同様の状態なのです。

この状態では、常に同じ部位を一定のパターンで激しく掻くようになり、皮膚は盛り上がり、一部はイボのような形（医学的には痒疹《ようしん》と呼びます）になり、あるいはむしったような状態になります（写真❽、❾、❿、⓫）。

こうなると、いかなる治療も効果がなく、唯一の方法がその部位を掻けなくすること、つまり包帯などで24時間完全に保護してしまうことです（54頁写真⓬、⓭、⓮、⓯）。

これを「抑制」と呼びますが、「掻破依存症」になってしまった場合は、もはやスキン

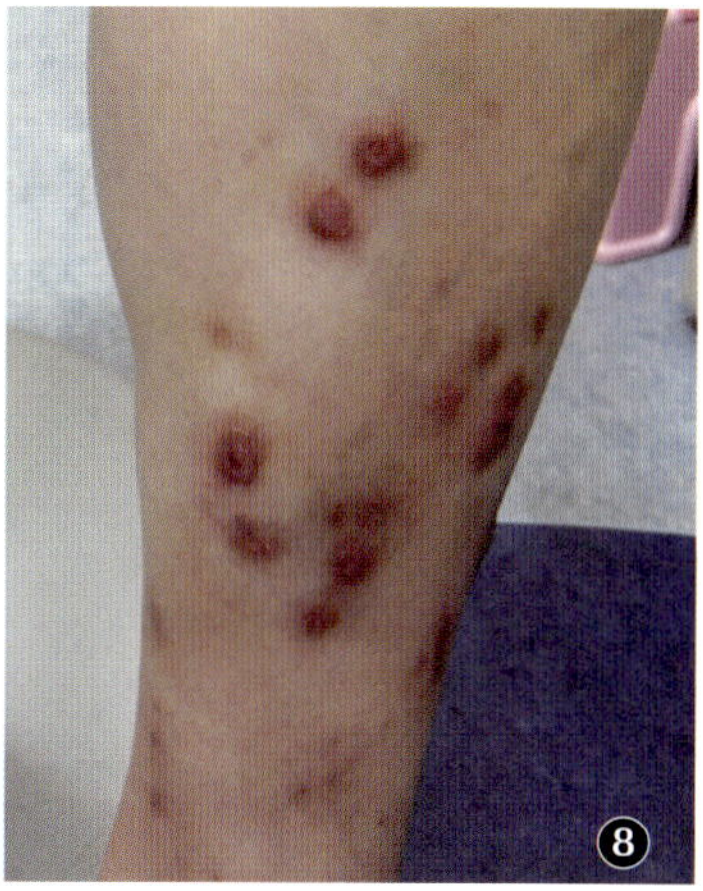

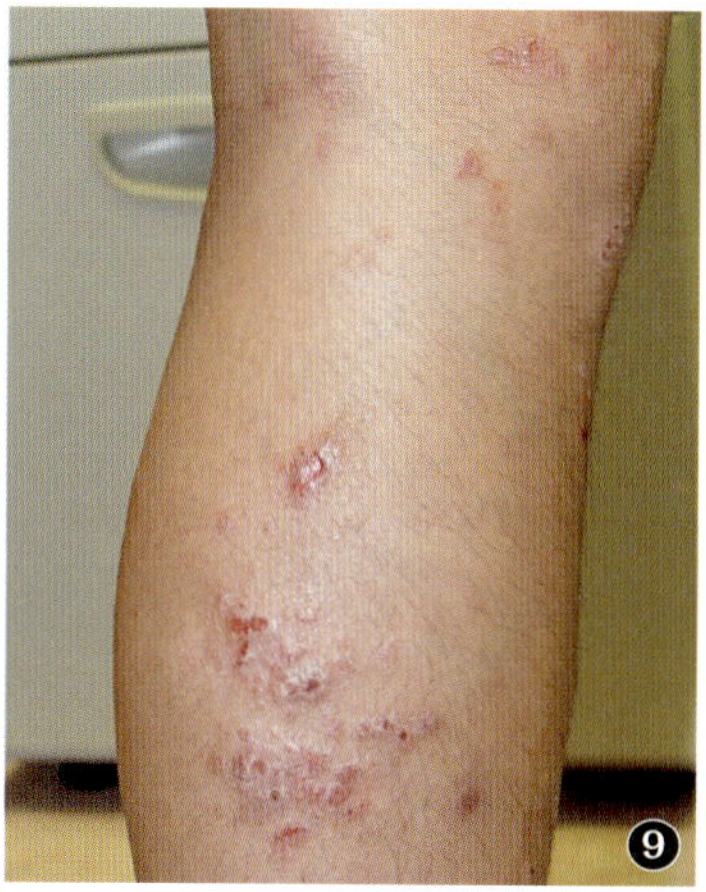

ともに皮膚が盛り上がって、イボのように硬くなった状態（痒疹という）

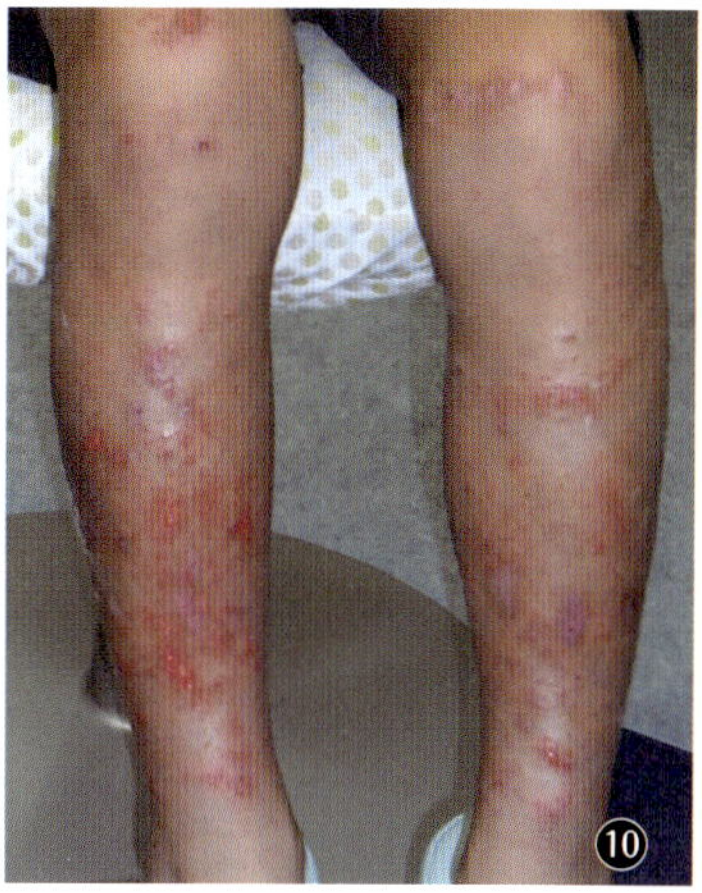

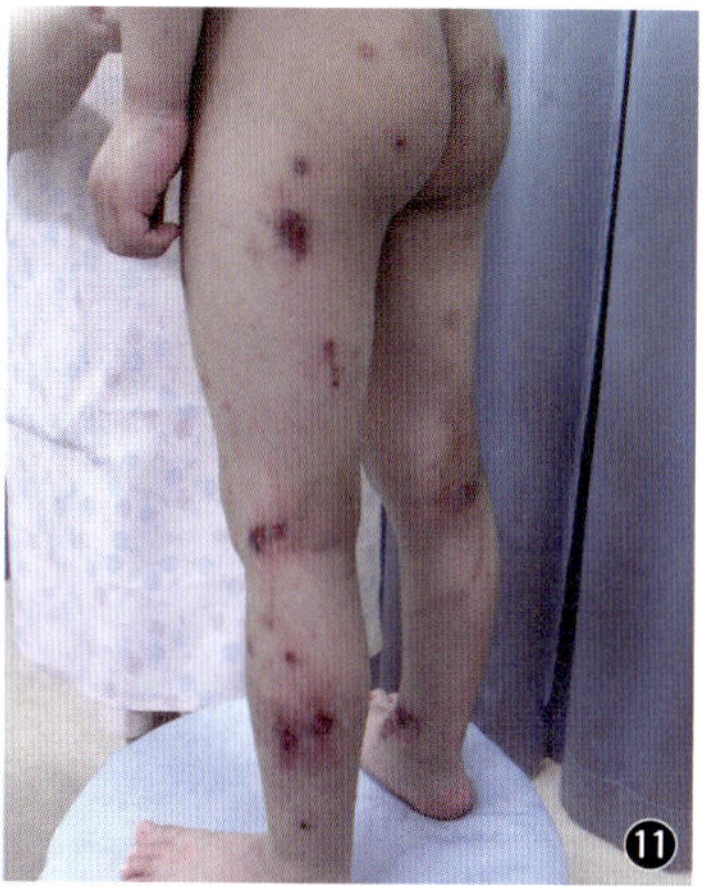

左は、服の上から両足を激しくこすり、皮膚表面がただれた状態。右は、爪で激しく掻いて皮膚表面がむしり取られている

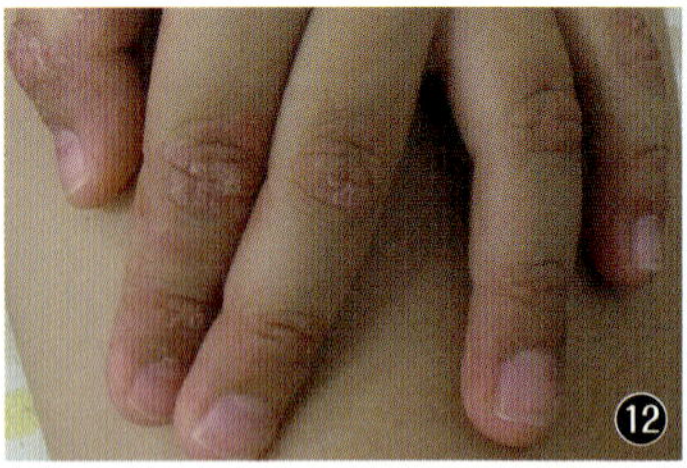

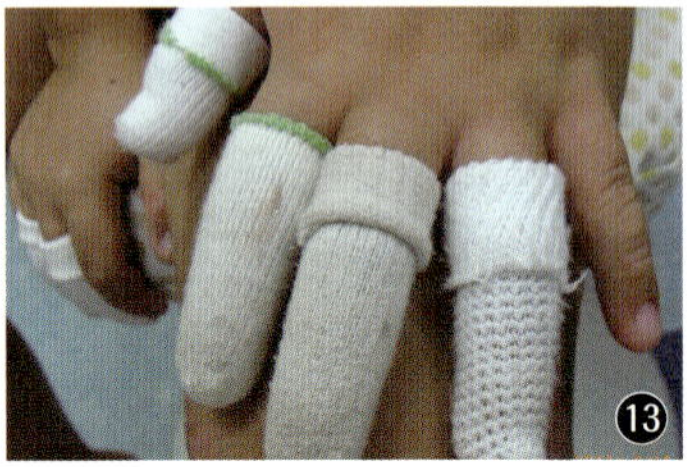

いつも決まって同じ部位を掻くため、そこを掻けないよう保護している

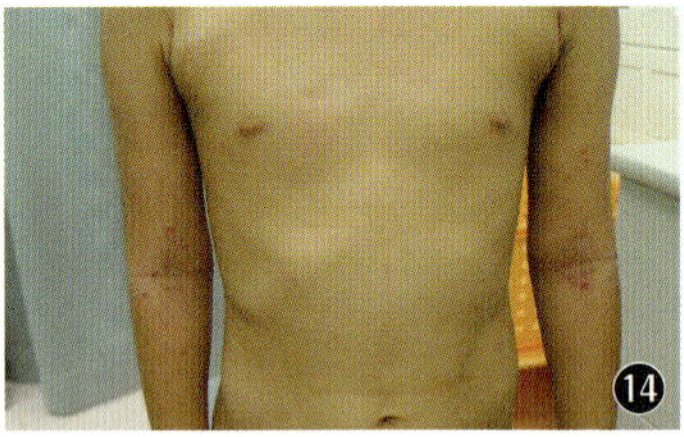

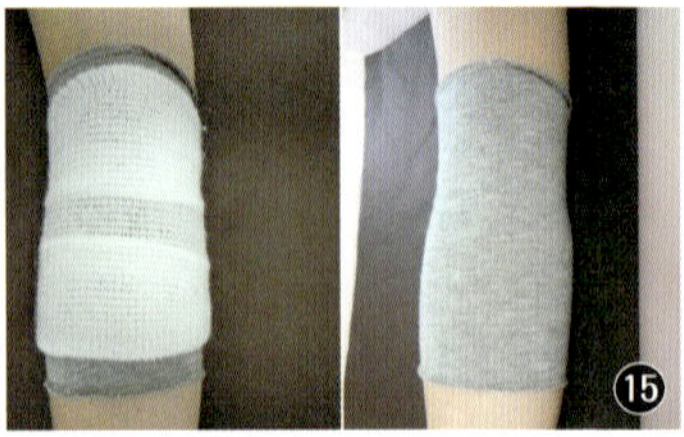

湿疹ができやすい肘の内側を掻けないようにサポーターで保護している

ケアを中心とした治療だけではコントロールできないため、この抑制を組み合わせる必要があります。

もちろんここまで掻くという行為に対する精神的依存が進むと、通常の病院での通常の治療では対応できなくなりますし、治癒させることは非常に難しくなります。

そのためにも掻きグセが「掻破依存症」に進行する前のできるだけ早期から、つまり乳児期の顔面の湿疹段階から治療を開始し、「クセ」が「依存」に移行しないように適切な治療で症状を抑え、徹底的に掻かせないようにすることが重要になります。

掻破依存症になって皮膚のコントロールが付かない状態になっているのに、まだ「食物アレルギーが原因だ」なんて頓珍漢なことを言っていると、取り返しがつかない状態になるのはおわかりでしょう。

このような患児はたとえ食物アレルギーがあってもすでに除去食を実践しているでしょうし、食物アレルギーがない患児もいるわけで、それでもなお食物アレルギーのことばかり気にしていると、病状は徐々に進み、最終的には生涯ストレスが掛かるたびに増悪を繰り返す**「重度の掻破依存症＝掻き中毒」**（本書ではこう呼んで分類しています。一般的には成人型アトピー性皮膚炎と診断されています）になる可能性が高くなります。

掻きグセには一定の行動パターンがある

掻きグセには次のような特徴的な行動パターンがあり、その特徴を理解する必要があります。

1．掻き方の特徴

①通常左右対称性に掻く
②いつも同じ部位を掻く
③ほっとした時、いらいらした時や不安な時など、精神的に落ち着きたいという時に強いかゆみが襲ってくる（おっぱいを飲んでいる時、お風呂に入った時と上がった後、寝る前など）
④掻き方は激しく、血が出ても平気で、気が済むまで掻く
⑤寝ている間に掻く（夢を見ている時に掻く）
⑥無意識に掻く、あるいは触る

2．掻くのが激しくなる時

〈肉体的ストレス〉
①病気、特に回復時（解熱後）
②疲労や睡眠不足、花粉症や喘息の症状が出現した時などの体調不良・入院、特に退院した後

〈精神的ストレス――楽しくてもそうでなくとも日常生活に変化が起こった時、特に人との接触〉

①母親と子供との接触時間の変化（子供を父親や祖母に預けた、母親の帰宅時間が遅くなった、寝込んだ、母親が仕事を始めたなど）

②家族以外の他人に会った時（特に抱っこされた後、親戚の家に遊びに行った後、従兄《いと》弟《こ》など親戚・親兄弟の友人が遊びに来た後、児童館や健診に行った後）

③父親との接触時間の変化（父親が出張で不在、逆に休みで家にいる、帰りが遅くあるいは早くなった時）

④本人の心境が変化した時（人見知り、夜泣き、反抗期など）

⑤生活上の大きな変化（入園や入学、転校、春学年や担任が替わる、引っ越しや離婚など）

⑥イベントの後（節句、七五三、法事、運動会や発表会、遠足、結婚式、旅行などの後）

⑦母親の妊娠を知った時（妊娠3カ月頃）、母親の出産前後、あるいは次の子が寝返りをしはじめた頃

⑧その他卒乳、トイレ・トレーニングなど

赤色で示したところは、後で出てくる「抱っこサイン」が出る時なので、覚えておいて

ください。

　この掻きグセを取るにはどうすればいいかということになりますが、まずアトピー性皮膚炎の早期診断が重要で、症状が出現した後なるべく早く、つまり乳児期の顔面に湿疹ができた段階で治療を開始し、掻きグセが付くか否かの段階でアトピー性皮膚炎をコントロールすることです。掻くという行為は生まれ持った本能であり、生後まもなくできる顔面の湿疹は本能的に掻いていますが、その状態を何もしないで放置していると、どんどん掻く行為が強くなって、掻きグセが付きはじめます。

掻きグセが付きやすいところはどこか

　皮膚と皮膚がこすれるところを「間擦部《かんさつぶ》」（図3）といいますが、この部位はこすれることにより皮膚がダメージを受けて炎症を起こし、かゆくなったりします。したがって、**図3に示した場所は掻かせないように注意して、パターン化させないことが重要です。**

　ここがパターン化していつも掻くようになったら（掻きグセが付いたら）、初期治療は失敗したと考えてください。

またアトピー性皮膚炎の好発部位の一つが陰部で、男女にかかわらずここを掻かない患児はいません。

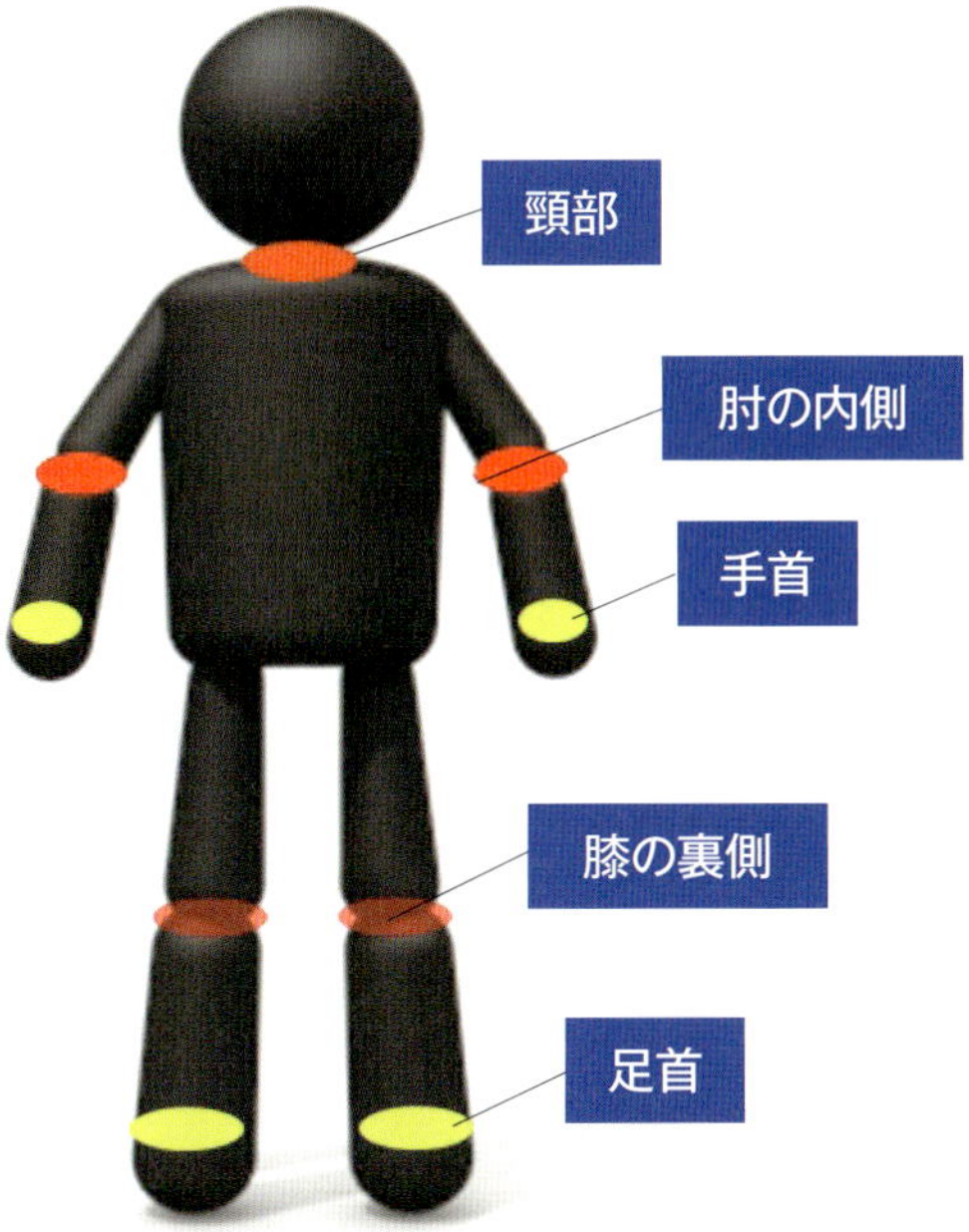

図３　掻きグセが付きやすい典型的な場所

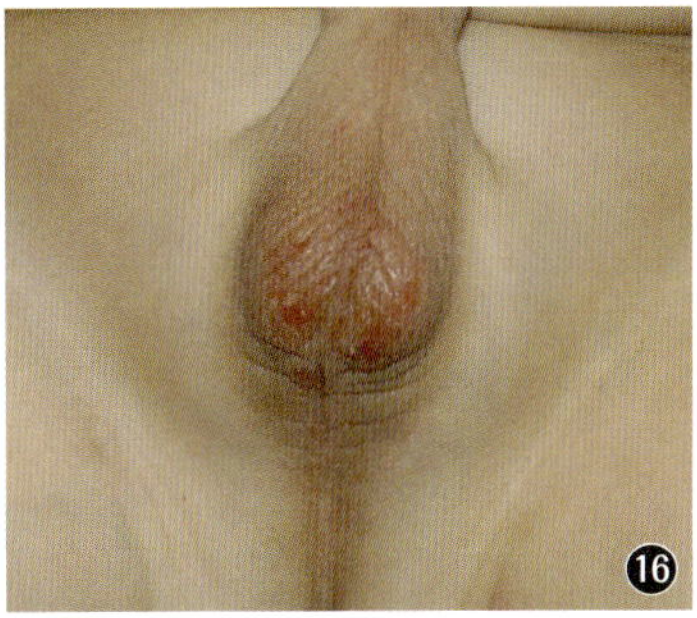

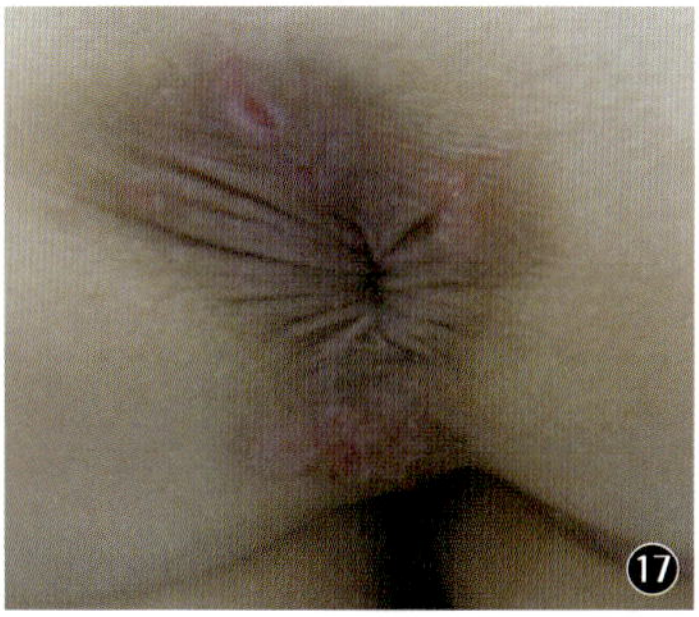

陰部と肛門周囲はセットで掻くことが多いので、陰部を掻いている場合は必ず肛門周囲もチェックすることを忘れずに！

前頁写真のように陰部と肛門部はセットで掻くことが多く、母親はこれをオムツかぶれと勘違いしてしまいます。ここも掻きグセの要チェックの部位です。

具体的には乳児期の顔面の湿疹は外用薬、保湿剤などを使ってなるべく早期に治して、掻かせないようにします。肌がカサカサしていたら厳格なスキンケアで正常の皮膚の状態に戻し、本当のかゆみを出さない、掻かせないようにし、また掻き出したらなるべくそれを止めるようにする、これが基本となります。

これを続けていれば徐々に掻かなくなり、湿疹様病変はもちろん、たとえ掻きグセが付いていても、最終的には前述した一定の部位をパターン化して掻くという動作そのものが消えてきます。一言で言えば徹底して「掻かせない」です。

発症初期から治療できればこれで問題ないのですが、通常は掻きグセが付いてからクリニックを受診する場合が多いのです。

完全に掻きグセが付いてしまった場合に、この方法だけで掻きグセが消えるかというと、実際に症状と治療経過を見ないと何とも言えません。その場合、特に年齢が大きく関与します。

生後最初の症状出現時初期からこの治療を開始した症例は、比較的簡単に掻きグセをコントロールすることが可能ですが、通常3歳を越えてからこの治療を開始しても、コントロールが難しくなります。

もちろん前述した「掻破依存症」状態になってからでは手遅れに近いと言えます。掻破依存症という状態に陥るまでには、掻きはじめてからの時間的な因子と依存症になりやすい個体的な因子、それに環境因子などが複雑に絡み合って起こってくるようです。

1歳児でも既に掻破依存症の状態になっており、全身を激しく掻きむしっている患者さんがいます。

この状態に陥った患児は、たとえいったん湿疹がなくなり、治癒したような状態になっても、将来大きなストレスと共に再発しています（図4）。

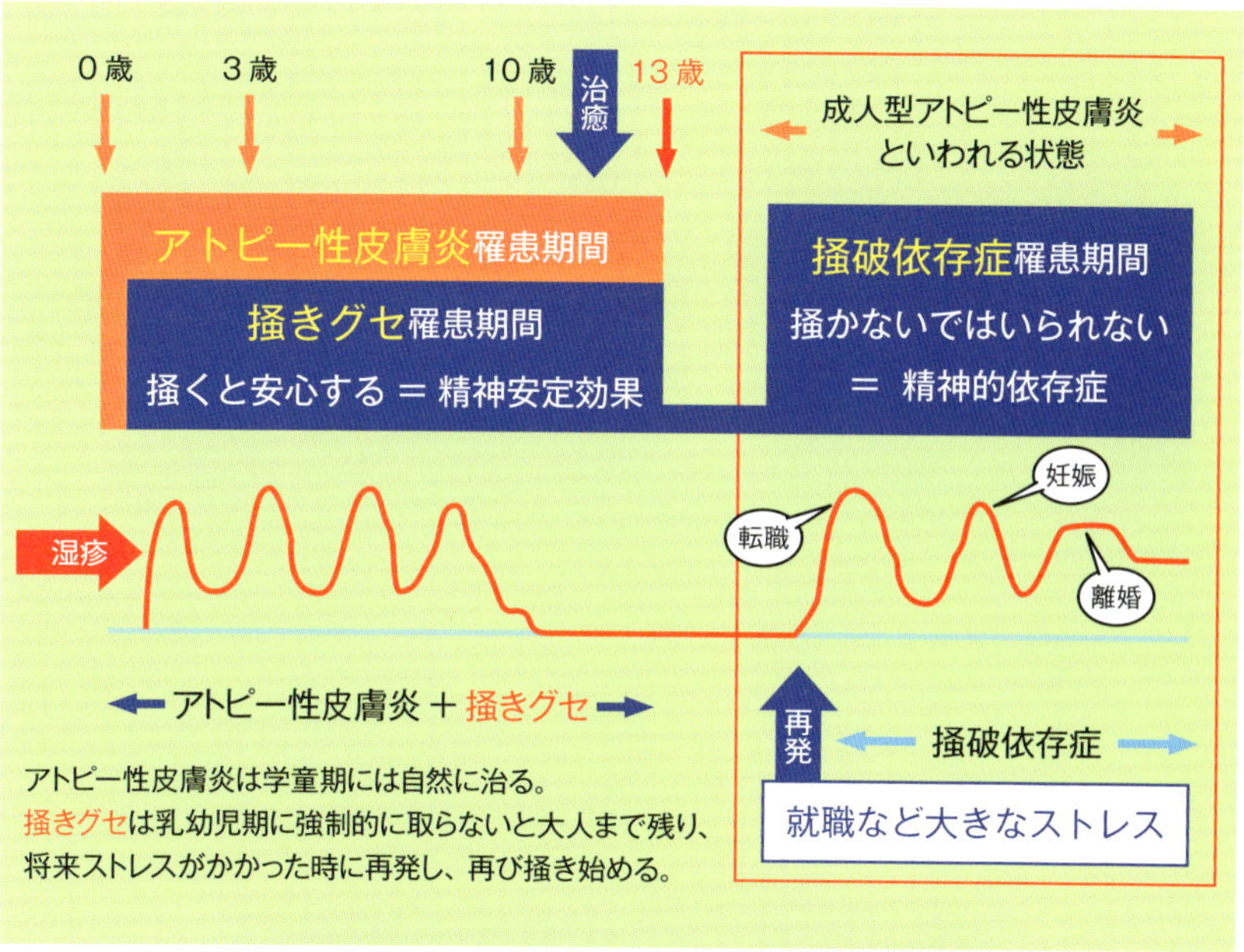

図4　アトピー性皮膚炎と掻破依存症の関係

これがいわゆる大人になって発症した「成人型アトピー性皮膚炎」と診断されている症例で、本書で述べている「重度の掻破依存症＝掻き中毒」なのです。

もちろん生涯にわたって一度も治らないアトピー性皮膚炎のような状態の患者さんもいますが、それもアトピー性皮膚炎が続いているのではなく、掻き中毒なのです。

完治するかどうかは3歳までに決まる

掻きグセを取るためには三大原則の
①保湿
②抑制
③予測
を遵守する必要があります。

肌がカサカサしていると誰でもかゆいものです。掻きグセを取るためには当然掻かせてはいけないので、厳格な①の保湿で乾燥肌を正常な肌に戻す必要があります。

掻きグセは精神的依存症なので、掻けば掻くほど悪化します。よって掻かせないために②の抑制をします。抑制とは掻く時にそれを止めることですが、手で止めること以外には、前述したように掻く部位は決まっていることが多いので、その部位を包帯やサポーターなどを巻いて掻けないようにします。

最後が③の予測になります。これができるようになるためには最低でも半年は掛かります。この三大原則ができるようになってからが本当の治療開始と言えます。

③の予測ですが、前述した「掻き方の特徴」はすぐに理解できるでしょうが、ストレスが掛かった時にそのストレスの強さによって掻き方が違うため、そこまで予測していないと治療ができません。当然ですが、お子さんの掻く部位を事前から理解していないとだめなのはおわかりですよね。

予測とは、前述した「掻くのが激しくなる時」を事前に予測して治療計画を立てるということです。

つまり①の保湿で本当のかゆみを出さないようにして掻かせない、②の抑制でかゆくなっても掻けないようにして掻かせない、③の掻く時を事前に予測して掻かせない、これらを組み合わせて徹底的に掻かせないことで精神的依存症である掻きグセを取り除くのです。

同じ精神的依存症である爪噛みやゲーム中毒、スマホ依存症などを治すためには、その行為をさせないことで治します。搔きグセを治すということはこれらとまったく同じなのです。

この方法で3歳頃までに搔きグセをほぼ完全に抑え、最終的に取り除くという方法が、アトピー性皮膚炎を完治させうる唯一無二の治療なのです。もしこれで搔きグセが取れていれば、後は一般的に言われているようにアトピー性皮膚炎は12、13歳頃になれば自然に治るはずです。

治療後、最終的に搔きグセが取れた＝治ったということを確認する必要がありますが、

・服を脱いだ時など、日常的に搔く動作が出ないこと

・ストレス後に湿疹様病変が出なくなること

の二つが実現できれば、もう大丈夫だと思います。

実際に乳児期から3歳頃まできちんとスキンケアをして搔きグセを抑えていた患児は、その後も搔きグセに特徴的なパターンで搔くという現象はなくなります。

しかし通常5歳を過ぎた時点で同様な治療を開始した場合は、一度は搔きグセを完全に抑えることができたと思っても、しばらくするとまた特徴的なパターンで搔きはじめる、

あるいは「就職時」に再発することがよくあります。

つまりアトピー性皮膚炎は3歳まではおおよそ完治するかどうかが決まると言えるでしょう。**それゆえになるべく発症初期から3歳頃までに掻きグセを抑えることが非常に重要だと言えます。**

ただし当然例外はあります。2歳未満でも掻きグセが非常に強く、いかなる治療も効果がなく、かつ、むしろるような掻き方をする患児は、いったん掻かなくなっても将来再発する可能性が高いと言えます。

そのような患児でも発症初期、つまり生後1カ月頃から適切な治療をしていればこのような状態にまではなっていなかったはずです。

やはり発症を予期して発症初期から治療することが重要だと言えます。このような患児でも適切な治療でいったん治すことは可能ですが、次に述べるように再発時に再治療をする必要があります。

掻きグセが付いた3歳以上の患児はどうすればいいか

掻きグセが付いてから治療開始までの時間が短ければ、それだけ掻きグセを取り除ける確率は高くなりますので、たとえ3歳を過ぎていてもこの治療法をトライする価値はあると私は考えて、実践しています。

掻きグセが比較的軽い患児は上記の3歳未満までの方法と基本的には変わりません。つまり①の保湿でアトピックドライスキンを完全に消し、掻いた部位（湿疹）があれば薬で治して、本当のかゆみを出さないようにすることを続け、②の抑制でパターン化していつも掻いてしまうところはその部位を掻けなくし、③の予測にて事前に治療計画を立て、更に①の保湿と②の抑制を強化して掻かせないようにすることです。

この方法により3歳未満の患児のように、掻きグセに特徴的なパターンで掻くという現象がなくなれば掻きグセは消えてきている可能性が高いと言えますが、一般的には5歳を超えてから治療を開始した場合は、一時的に落ち着き治ったような状態になっても、掻きグセは記憶の奥底には残ってしまうようです。

つまり将来大きなストレス（通常は就職のことが多い）が掛かった時にかなりの確率で再発してきます。

このことは図5の横浜市立大学浦舟病院皮膚科外来におけるアトピー性皮膚炎患者の年齢分布を見れば、納得していただけるのではないでしょうか。

図5では、5歳過ぎにいったん減ったアトピー性皮膚炎の患者さんが、20歳前後でまた増えているのがわかると思います。これはやはりいったん症状が落ち着いても20歳前後、つまり就職後に再発したためだと推測できます。

その場合無意識に掻くことが多いため、皮膚に何らかのトラブル（最も多いのがニキビや肌荒れなど顔のトラブル）として再発します。

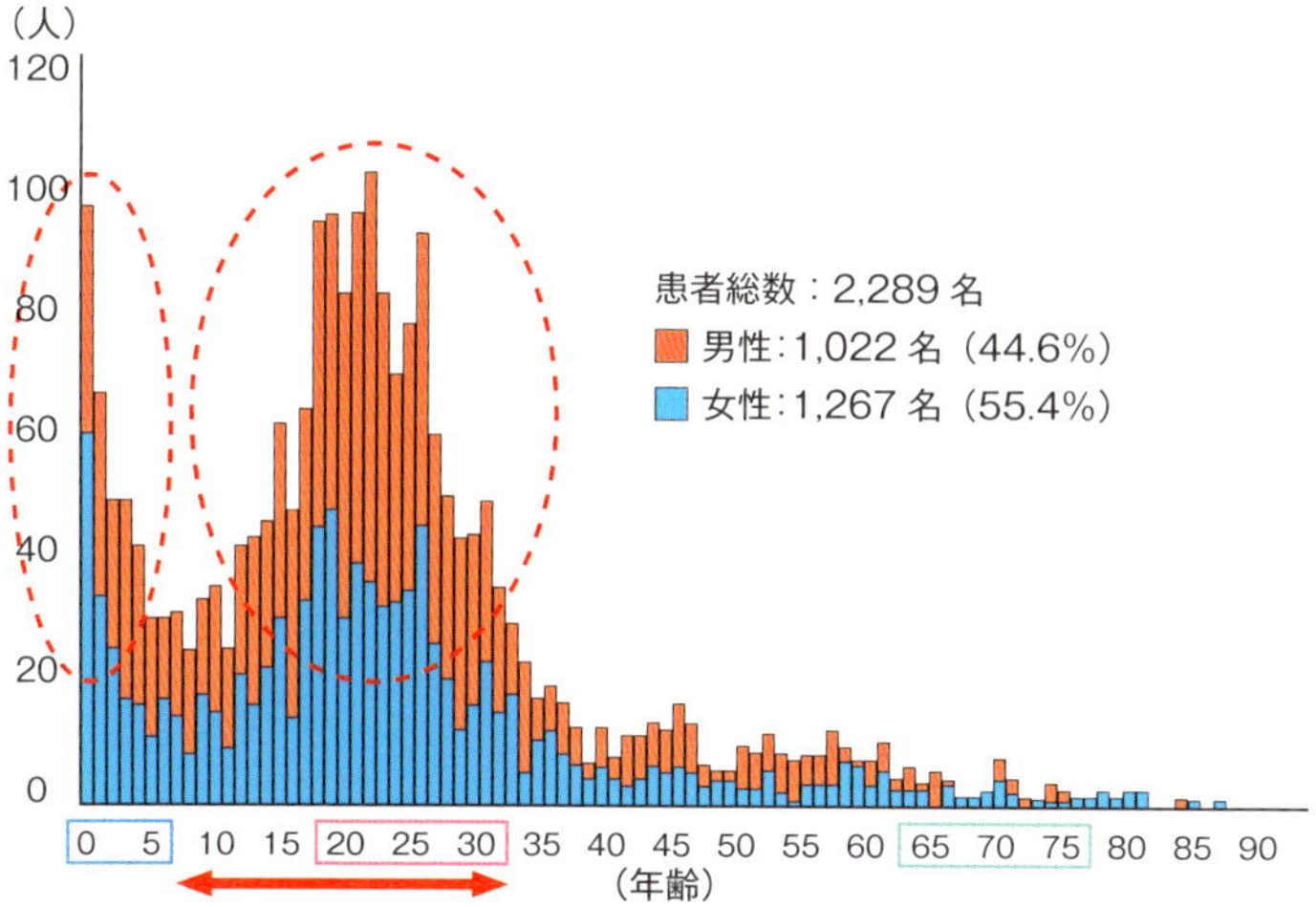

図5　横浜市立大学浦舟病院皮膚科外来（1992-96）におけるアトピー性皮膚炎患者の年齢分布

ほとんどの皮膚科医はこの再発のことを知らないため、他のありふれた皮膚トラブルと診断されてしまうことが多いのですが、原因が不明のため、なかなかコントロールできません。

しかし再発すると事前にわかっていれば、掻きグセを抑えていったん治ったような状態にすることで、後で述べる「第二のチャンス」を使って治すことができると私は考えています。つまり5歳を超えていても治療を2回に分けて行えば、掻きグセを抑えることができる可能性があるということです。

再発直後であればまだ掻くことに対する精神的依存は強くないので、その時点から掻くことを我慢しながら適切な治療を行えば1カ月前後で症状が落ち着き、その後も同様に意識すれば、掻くことをコントロールできるはずです。

大人の皮膚トラブルにも掻きグセが関係している?

最もわかりやすいのは、次頁写真のような例です。写真の患者さんは両方とも、結婚後から手に湿疹が出現し、他の皮膚科では洗剤負けによる主婦湿疹あるいは手湿疹と診断されて数年間治療を続けていたのですが、治らなかったため当クリニックを受診しました。

写真でわかるように、湿疹がいつも同じ指の同じ部位に、しかも比較的境界鮮明にできていました。なぜならば掻きグセによって、同じパターンで同じ場所を無意識に掻いていたからなのです。

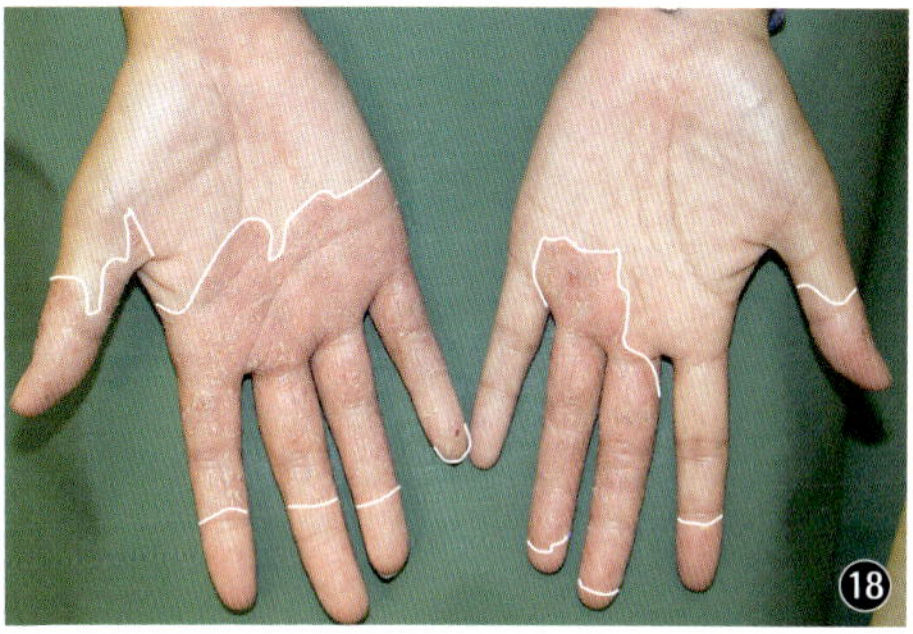

結婚直後から出現した手の湿疹。他の皮膚科では洗剤負けと診断されたが、境界鮮明であることから掻きグセと思われる

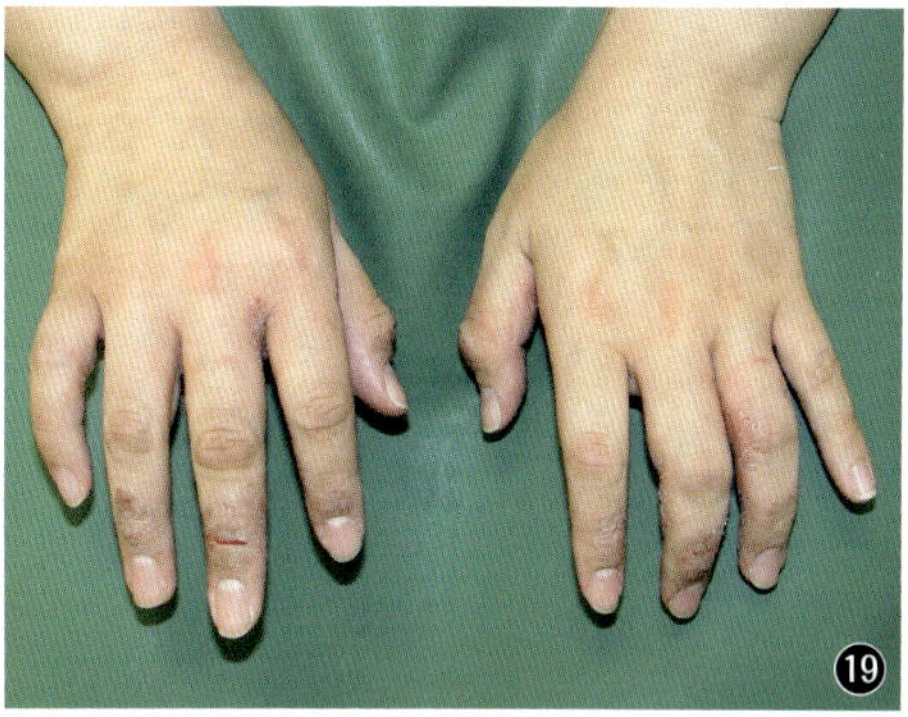

同じく結婚直後から出現し、他の皮膚科では主婦湿疹と診断されたが、いつも同じ指の同じ部位に湿疹ができていたケース

本当の主婦湿疹あるいは手湿疹であれば、原因は洗剤ですから、掻きグセに特徴的なでき方ではなく、境界が不鮮明で洗剤が付く部位全体に症状が出るはずです。

あるいは掻きグセの再発にもかかわらず、他の皮膚科では化粧品かぶれの診断で治療されて、なかなか治らないために当院を受診された女性の患者さんも非常に多くいます。

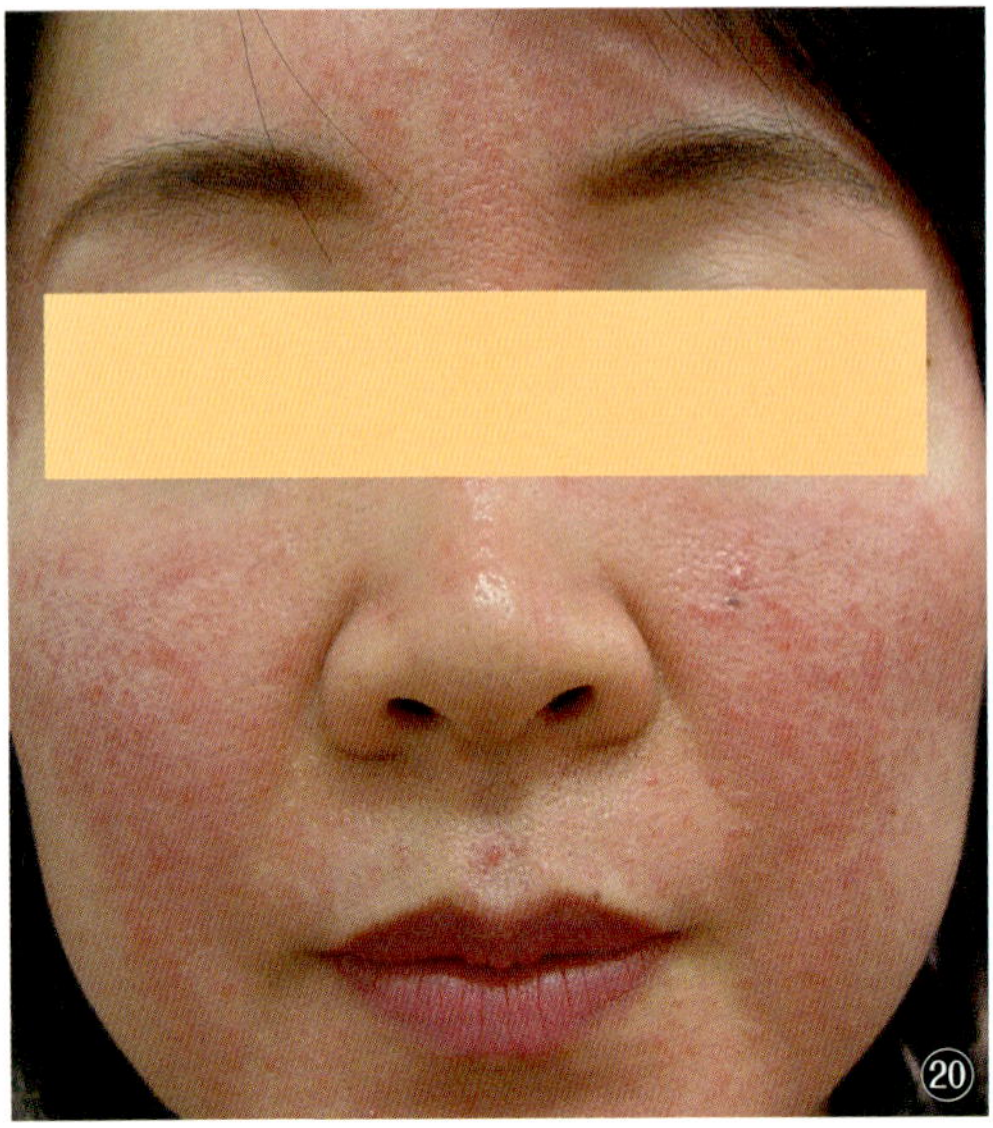
⑳

上の写真では左右対称で皮疹のある部位とない部位に境界ができています。これも掻きグセに特徴的な分布を示しているのがおわかりになるでしょう。

化粧品かぶれであれば化粧品が付いた部位全部、つまり顔全体がかぶれるはずですが、写真はそうではありません。この女性は離婚のストレスによって掻きグセが再発したのであって、これも誤診されてしまったケースです。

また20歳を過ぎると、原則的には本

当のニキビはできません。なぜならニキビは第二次成長に伴う性ホルモンの過剰状態によって起こるからです。

どうしても見た目から、ニキビやニキビ様発疹と診断されてしまいますが、実は就職のストレスで掻きグセが顔に再発し、そのような状態になっているだけなのです（写真㉑、㉒）。

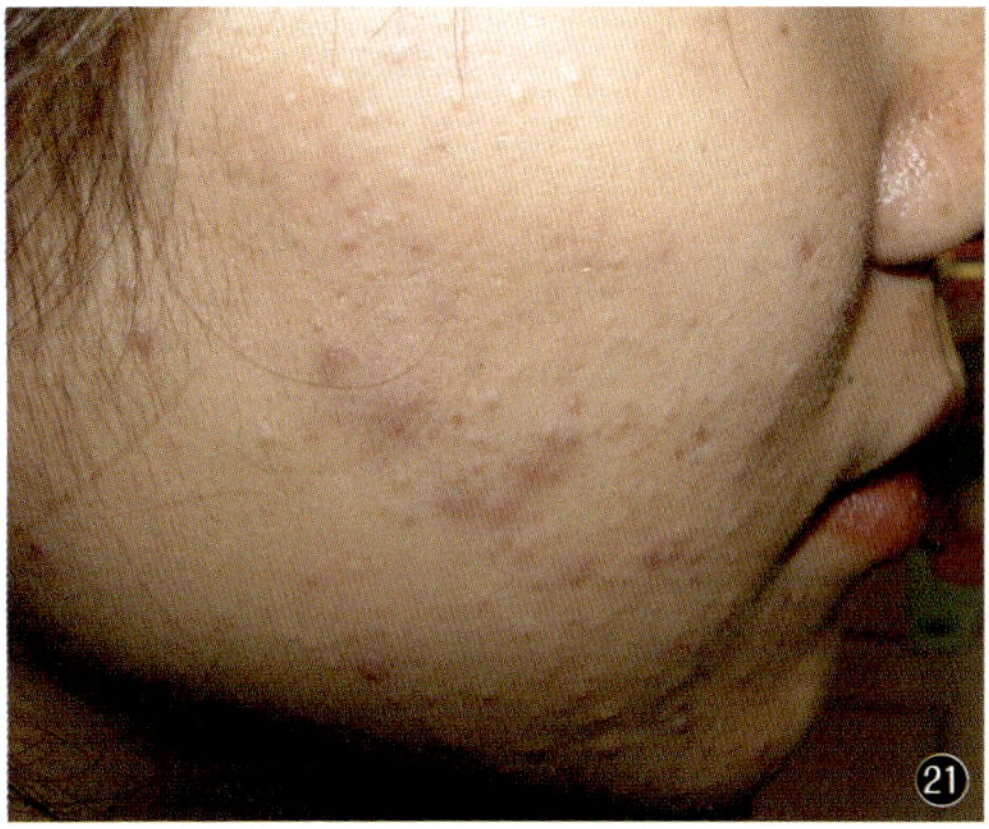

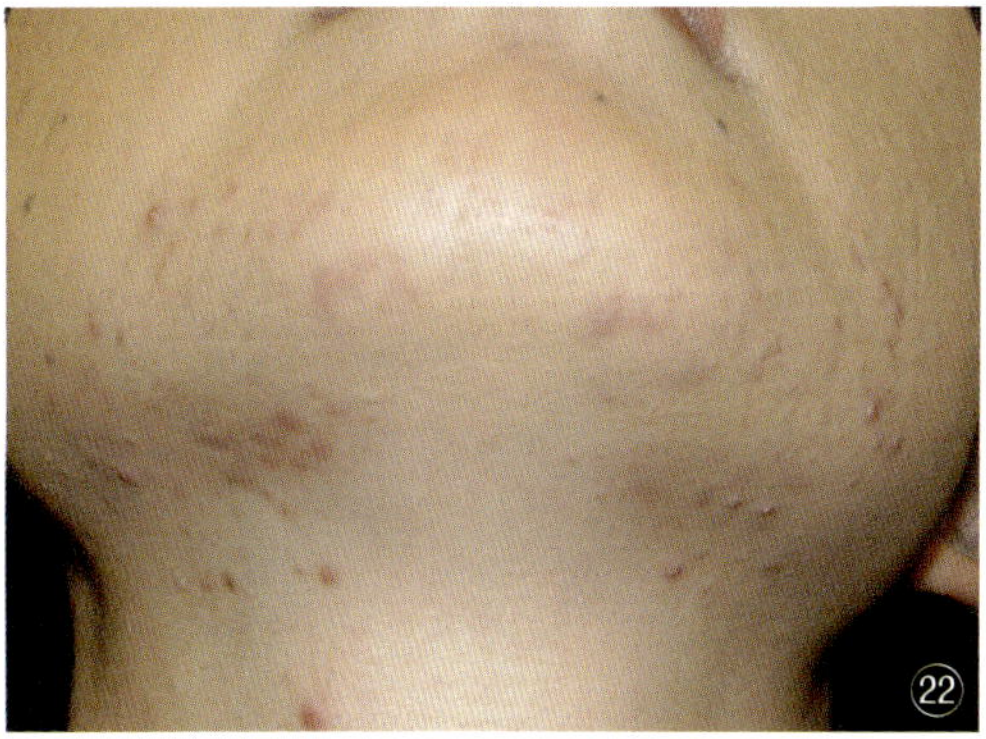

30代前半の女性。思春期にはほとんどニキビができることはなかったが、就職後からニキビができだしたという。ニキビと診断されがちな、掻きグセが顔に再発した事例

芸人で顔がクレーターのようになっている方がいますよね。本人はニキビと思っているようですが、私は掻きグセを疑っています。

どちらの場合も治療は通常の主婦湿疹やニキビの治療ではなく、掻きグセに順ずる治療となります。たとえその症状がいったん落ち着いても掻きグセは残っているので、その後もストレスが掛かるたびに色々な部位に皮膚トラブルを起こしてきます。

幼少時によく掻いていた人が大人になって再発する

また大人になってアトピー性皮膚炎が再発したということをよく耳にしますが、それも掻きグセの再発例であって、特徴的なパターンで左右対称に、掻いた部位（写真矢印）にだけ境界鮮明に湿疹用病変ができます（写真㉓、㉔）。

しかしこの就職後の再発を予測して、かつ掻かない状態を維持できれば、継続して掻くことは少なく、その時だけの一過性の皮膚トラブルで終わる可能性があります。

これを**「掻きグセを抑える第二のチャンス」**と呼んでいます（図6）。

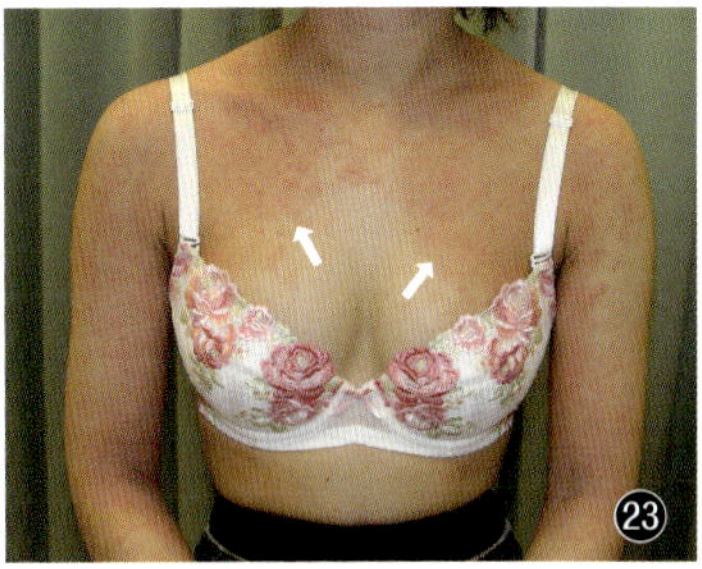

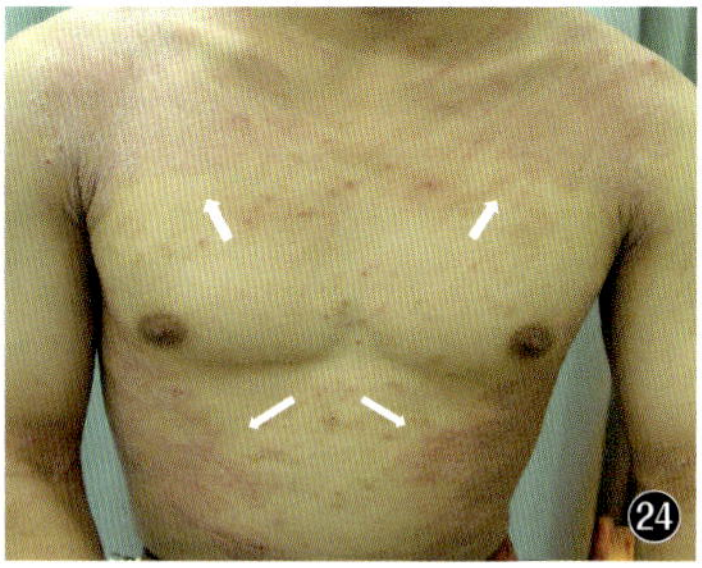

掻破依存症は同じ動作を繰り返すため、掻く部位が決まっている。そのため写真のように、掻いた部位とそうでない部位の境界ができるのが特徴

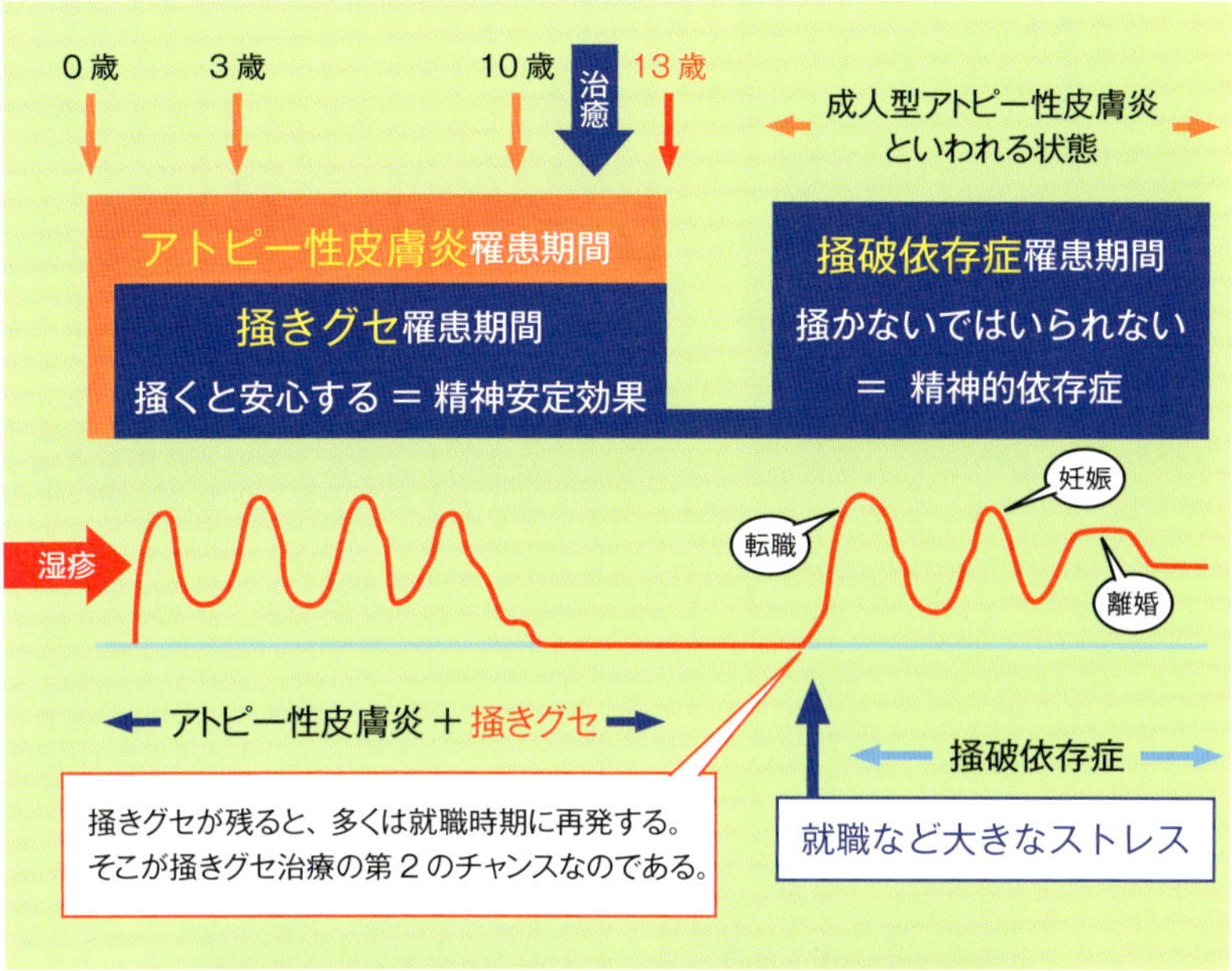

図６ 掻きグセの再発を抑える「第２のチャンス」

つまり5歳を超えてからでも適切な治療によりいったん治ったような状態を再発まで維持できれば、掻きグセを抑える第二のチャンスによって自己コントロールできるため、その後はストレスが掛かってもほとんど掻かない状態を維持できるようになります。

言い換えれば、これはほとんど治った状態で、その後はストレスが掛かっても湿疹様病変はできなくなるということです。

この状態を医学的には「寛解」と呼んでいますが、これは「病気ではあるが症状が出ない状態」で、治った状態に近いものと考えてください。

これに対し「軽快」とは、一時的に症状が落ち着いている状態で、アトピー性皮膚炎の場合は比較的短期間で再発してしまいます。

もちろん数年間再発しない例もまれにありますが、それは再発するような大きなストレスがなかった場合であり、そのようなストレスが掛かれば結局は再発すると考えてください。

インターネットでアトピー性皮膚炎を検索すると、非常に多くのサイトが出てきます。その中で写真などを掲載して「治療前」「治療後」と比べて、いかにも治ったかのように見せているホームページ（多くは商材を販売するサイトであり、まったくの素人が自分の経験や他人の体験談を記載し、それが絶対であるかのごとく述べている）がありますが、これは私から言わせると「一時的軽快状態」で、治癒とはまったく違います。少なくとも数年後（大きなストレス後）にはまた再発しているはずです。また治療後の写真もよく見ると症状はまだ残っていて、とても治癒とは呼べない程度です。

一般の人はアトピー性皮膚炎の本体及び本質がわかっていないために、症状が収まったらそれが一時的であろうとも、治ったと勘違いしてしまうのは仕方がないことかもしれませんが、医者でもない者がそれを正しい治療法だと公言しているのは非常に問題だと思います。

実際に大人になって掻きグセが再発する患者さんの多くは、幼少時によく掻いていたことを覚えています。つまり**記憶に残るほど頻繁に、あるいは激しく幼少時に掻いていた人ほど再発しやすい**ということではないでしょうか。

その意味でも、3歳を過ぎてもできる限り掻かせないようにして、いったんは治ったような状態（寛解状態）にすることが最も重要だと思います。

この「寛解」は一般的には治癒と考えてもかまわない状態だと思います。

皮膚科学会では成人のアトピー性皮膚炎の最終目標は「治癒」ではなく、「ＱＯＬ（Quality of Life）の向上（症状はあるが治療を継続することにより通常の社会生活が送れる状態）」

と言っていますが、それはまさしく治療によって治癒させることが非常に困難だと考えている証拠なのです。そこで本書における治癒という言葉は、「アトピー性皮膚炎の患者が的確な治療により、まったく掻かなくなった状態が長期間維持され、かつ将来的にも再発の可能性が非常に低くなった状態」と定義します。この定義からすれば、寛解も治癒に近いということができます。

では「完治（完全治癒）」と「治癒に近い状態（あるいは寛解）」はどう違うかというと、絶対に再発しないのが「完治」であり、将来大きなストレスが掛かった場合に再発する可能性が若干でも残るのが「治癒に近い状態（寛解）」と定義します。

したがって、先に述べた「軽快」と合わせて、次のように定義できることになります。

軽快：治療により症状が一時的に落ち着いた状態。再発する可能性が非常に高い。

寛解：的確な治療により、まったく掻かなくなった状態が長期間維持され、かつ将来的にも再発の可能性が非常に低くなった状態。

完治（完全治癒）：的確な治療により、まったく掻かなくなった状態で、かつ将来的にも再発の可能性がゼロの状態。

第3章

治療のための三大原則

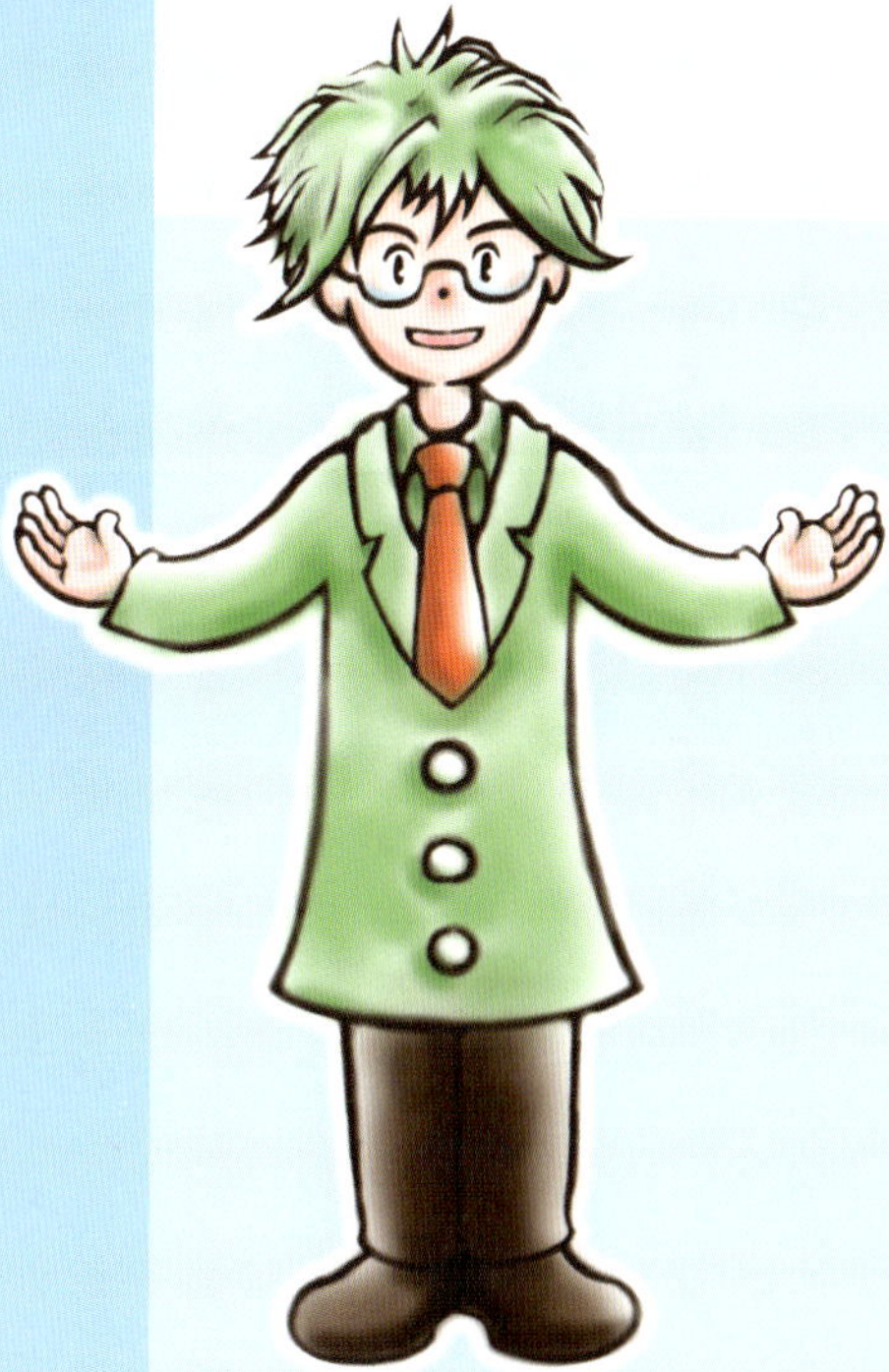

「保湿・抑制・予測」で押さえこむ

さて、掻きグセを押さえこむための三大原則、①保湿、②抑制、③予測について、それぞれをもっと具体的に説明します。

第一の保湿は「スキンケア」の一部分ですが、十数年前から特にスキンケアという言葉が独り歩きして、猫も杓子《しゃくし》もスキンケアという言葉を使うようになってきました。しかし、本当にその意味を知って使っている人は非常に少ないと言えるでしょう。

「スキンケア」を直訳すると「肌の手入れ」ですから、本来は皮膚科医が指導すべきなのでしょうが、実際問題として学生時代を含め医者になってからも勉強する機会はほとんどありません。ではどうしたらよいかというと、自分で独自に勉強しなければいけないのですが、一般にはそのような機会さえありません。その結果、スキンケアの指導ができる医者は皆無という事態になっています。

したがって皮膚科医より一般の化粧品の販売などに携わっている方のほうがよほど詳しかったりするのが現状です。ただしアトピー性皮膚炎の治療でスキンケアは非常に重要な要素であり、それを無視しては治療できませんので、この実態は嘆かわしいことです。

以下に簡単にスキンケアについてご説明いたします。

合成洗剤は使うべきではない

市販されている合成洗剤はその中に色々な有害物質が含まれています。とくにＬＡＳと略語で呼んでいる直鎖アルキルベンゼンスルホン酸ナトリウムは毒性が強く、動物実験では催奇形性（妊娠中に使用すると奇形が生まれる可能性）も報告されています。

皮膚に対する直接の作用としては、皮膚がカサカサになるということが報告されています。また合成洗剤には漂白剤や蛍光剤などが含まれており、この有害性も問題になっています。

このように有害なものがたくさん入った合成洗剤を使うと当然皮膚によくないということは想像できるでしょう。特にバリア機能が壊れているアトピー性皮膚炎の患者さんは使うべきではありません。

では何を使えばよいかということになりますが、理想は純石鹸《せっけん》（添加物などを一切含まない石鹸成分のみ）です。しかし洗濯機の洗濯槽に石鹸カスがつくので定期的に洗濯槽を掃除しなければならないという欠点があります。それを改善したのが複合石鹸（石鹸以外に合成界面活性剤を混ぜたものだが、その混合比が30％未満のもの）です。

ただし純石鹸も複合石鹸も合成洗剤のように蛍光剤や漂白剤を使っていませんので、徐々に洗濯物がくすんでくるという欠点もあります。

しかし安全性を考えたら、肌に直接触れる肌着は絶対に合成洗剤は使うべきではありません。もちろんアトピー性皮膚炎の患者さんであれば当然の配慮と言えます。

ボディソープは弱酸性のものを

ボディソープは盛んに「弱酸性、弱酸性」とテレビで宣伝しています。

それは１９２０年にドイツで発表された Acid mantle 理論（皮膚表面はpH５・５から６・０の皮脂膜で覆われている、つまり皮膚表面は弱酸性が健常状態である、という理論）に基づいているので、まあ一応正解と言えるでしょう。

アルカリ性の強い成分で体を洗うと、皮膚の天然保湿因子が流れ出てしまうためにカサカサしたり、顔を洗った時に肌がつっぱってしまうと言われています。

熊本ではなぜか大手メーカーの、アルカリ性である青箱の牛乳石鹸を勧めている医療施設が目立ちます。皮膚科学会や製薬メーカーでは、アトピー性皮膚炎を含めた乾燥肌の患者には、弱酸性の洗浄剤を勧めているにもかかわらず、です。間違ったことは早く修正してほしいものです。

しかし弱酸性の洗浄剤の主成分である界面活性剤は原則、化学合成で作られ、その種類が非常に多いのです。先ほど説明したＬＡＳから、食品に使われている乳化剤（アイスクリームやケーキに使う）まで、まさにピンからキリまであるため、弱酸性だからといってすべて良いわけではありません。良いものを自分の目で選びましょう。もちろんシャンプーも同様です。

また衣類については、純綿か絹のような天然素材を選んでください。化学繊維は肌がカサカサしたりかゆくなったりしますので、直接皮膚が触れる部分には使わない方が賢明です。タグも刺激になるので取り除いてください。化粧品なども直接肌に触れるものは十分に吟味してください。

保湿剤は機械的に塗るのではなく、掻いた状態を見極めて

皮膚の保湿因子は、

・皮脂膜
・角質細胞間脂質
・ＮＭＦ（天然保湿因子 Natural Moisturizing Factor）

の３つで、細胞間脂質の主成分・セラミドとＮＭＦの主成分・各種アミノ酸の２つが主たる要素と考えられています。

皮脂膜の成分は、

・トリグリセリド（油脂）35％
・遊離脂肪酸25％
・ワックスエステル20％

・スクワレン5％などで構成されています。
同様に脂質層の成分は、
・スフィンゴ脂質（セラミド）50％
・脂肪酸20％
・コレステロールエステル20％
・コレステロール10％
NMF（天然保湿因子）は、
・アミノ酸40％
・ピロリドンカルボン酸（PCA）12％
・乳酸塩12％
・尿素7％
・無機塩類27％などで構成されています。
前述したように、このセラミドが不足しているために、アトピー性皮膚炎患者の皮膚はカサカサ肌なわけです。したがって、セラミドあるいはそれ以外の保湿成分を補うことによって、しっとり潤った正常な肌に戻すことが、アトピー性皮膚炎の治療において最も重要な要素であると考えています。

保湿は掻きグセを取るためのいわば命綱のようなもので、保湿ができていなければ抑制も予測も意味を成しません。

そのためには幾つかの保湿剤を組み合わせて使うと効果的です。当院では、数種類の保湿剤（ヘパリン類似物質配合ローションとクリーム、尿素配合ローションとクリーム、ワセリンなど）を組み合わせて使っています。もちろん市販の保湿剤でも結構ですが、要はそれによってアトピックドライスキンが消えた状態にできるかどうかです。

保湿剤には

・モイスチャライザーを主成分としたもの

・エモリアント成分を主成分としたもの

の2種類があります。

①のモイスチャライザーはその物質自体が水分を引きつけ、そこに水分を保持しますので、それを主成分としたものが真の意味の保湿剤と言えます。

今一番強力なモイスチャライザーは後で出てくる「サクラン」で、その次がポリグルタミン酸ナトリウム、その次がヒアルロン酸やキサンタンガムというところでしょうか。

その中でもサクランは、ヒアルロン酸の5倍強の水分保持力を有するばかりではなく、抗炎症効果も併せ持つ、今一番注目されている保湿成分です（162頁参照）。

②のエモリアント成分は、皮膚表面に油膜を形成し、水分の蒸発を防ぐことで結果的に皮膚の水分を保持するというもので、真の意味での保湿剤とは言えないと思います。エモリアントの和訳は「軟化薬」で代表格はワセリンです。

医療保険で処方できる保湿剤の主成分は、尿素とヘパリン類似物質が最も有名で、医療機関で保湿剤といえば、これを配合したものでしょう。

アトピックドライスキンはそもそもセラミド等の保湿成分が足りないのですから、それを補うことが理にかなっています。その意味でもモイスチャライザーを主成分とした保湿剤を使う方が有利なのは言うまでもありません。

ワセリンのようなエモリアント剤は、モイスチャライザーを角質層に補ったあと、それを補助する意味で使うとより確実な保湿ができると思いますが、その逆はモイスチャライザーが角質層に浸透しにくくなるため、避けるべきです。

また服の上から引っ掻いた場合、引っ掻き傷はできにくく、その代わりに肌がカサカサします。引っ掻いてできた乾燥状態では、他の部位と違って明らかにその部位だけカサカサしているはずです。そこに対してはさらに保湿剤をぬってカサカサを取らなければ、かゆくなってまた掻き出します。

つまり、**引っ掻いたところとそうでないところを同じように保湿してはダメだ**ということです。保湿の目的は肌に潤いを持たせ、皮膚を正常な状態に戻すことですから、カサカサ状態のままではいけません。少なくとも写真㉖程度には保湿をすることです。

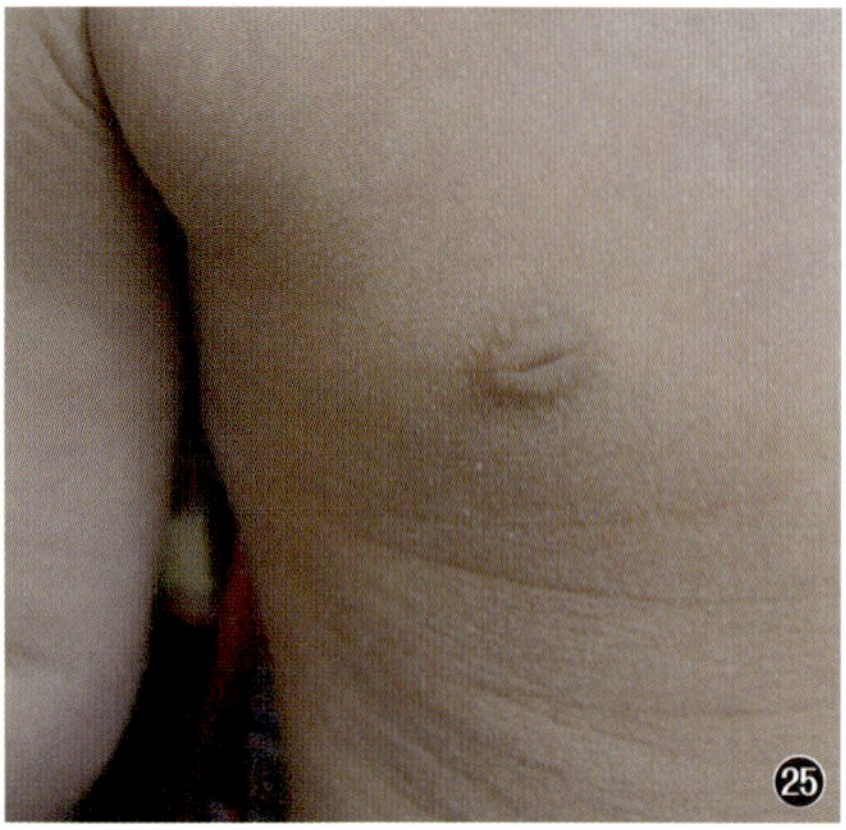

保湿前の皮膚の状態。肌がカサカサしているのがよくわかる

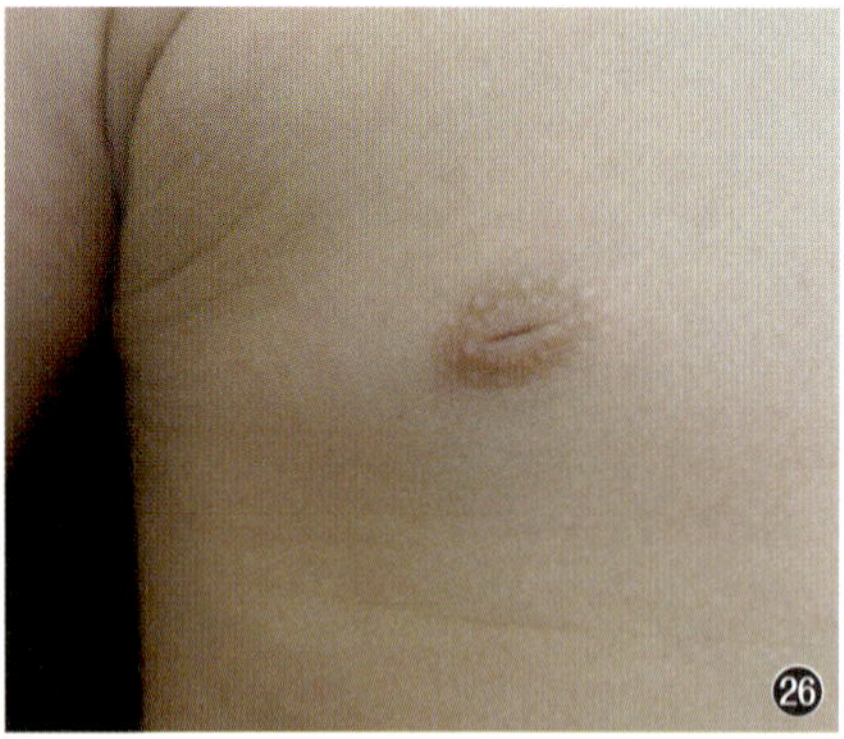

保湿１週間後の皮膚の状態。カサカサが消えて、正常肌に戻っている

親はきちんと保湿ができてお子さんの肌が正常に戻っているかを、毎日確認する必要があります。また、朝夕2回機械的に保湿剤を塗ってもそれは対症療法であって、結局カサカサしたところが残ってしまう、つまりかゆくなってしまいます。それでは掻きグセは取れないでしょう。

必要であれば1日何回でも、保湿剤を塗る必要があるのは言うまでもありません。

私が「以前かかっていたクリニックではどの程度、保湿に関して指導されましたか」と母親に聞くと、ほとんどのケースで「カサカサするところは保湿をしなさい」とだけ言われていました。具体的にどこに、どの程度塗布するなどの指導はなかったと言います。

実際に初診時に患児の皮膚の状態をチェックすると、それまで保湿するように医者から指導され実施していたにもかかわらず、多くの部位でカサカサしているケースが多々見られます。それではまったく意味がありません。母親たちはどこにどの程度まで保湿をしなければいけないのか、わからなかったのです。

私は診察時には、患児たちを全員オムツやパンツ一つにして全身の皮膚の状態やどこをどの程度掻いているかチェックし、それを親に伝えて治療にフィードバックさせます。

「保湿」という一見単純なことをしているようでも、それぞれのクリニックで内容はまったく違うということを覚えておいてください。

抑制はお子さんの体形や部位に合わせて自分で工夫

掻きグセによって掻いてできた湿疹様病変は、薬ではなく「掻かせない」ようにしなければ決して治りません。そのためにも「抑制」は非常に効果的な治療法と言えるのですが、言うほど簡単ではありません。抑制は掻かせないために行いますが、

1．掻く動作を親が手で止める

2．掻けないように、いつも掻く部位を包帯やサポーターなどで覆う

という2つの方法があります。

乳幼児の場合には掻く動作を親が手で止めるのは簡単ですが、児童期以降になると力も強くなり、止めることが難しくなります。その場合には、掻く部位を包帯やサポーターな

どで覆う第二の方法が重要になります。掻きグセが強くなくても、寝ている間はかなり強い力で掻きますので、少なくとも寝ている間は掻けないように抑制します。

ただし、最初は必ず失敗します。なぜならば掻きグセを甘く見ているからで、失敗を繰り返しながらでも、外れない抑制方法を見つけ出す必要があります。

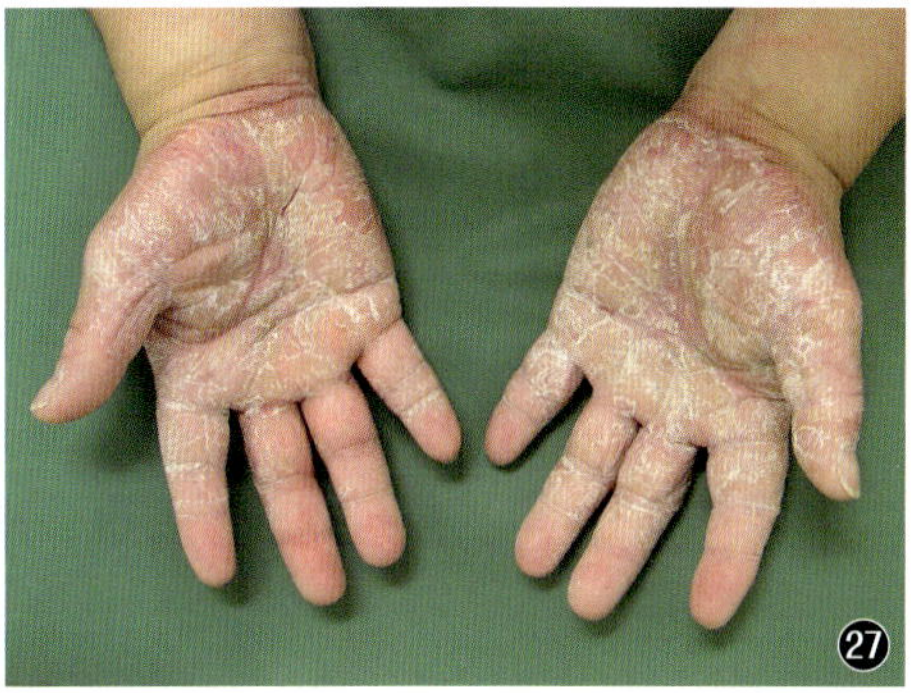

手に掻きグセが付いて、いつも手のひらをこすっていたため、このような状態に

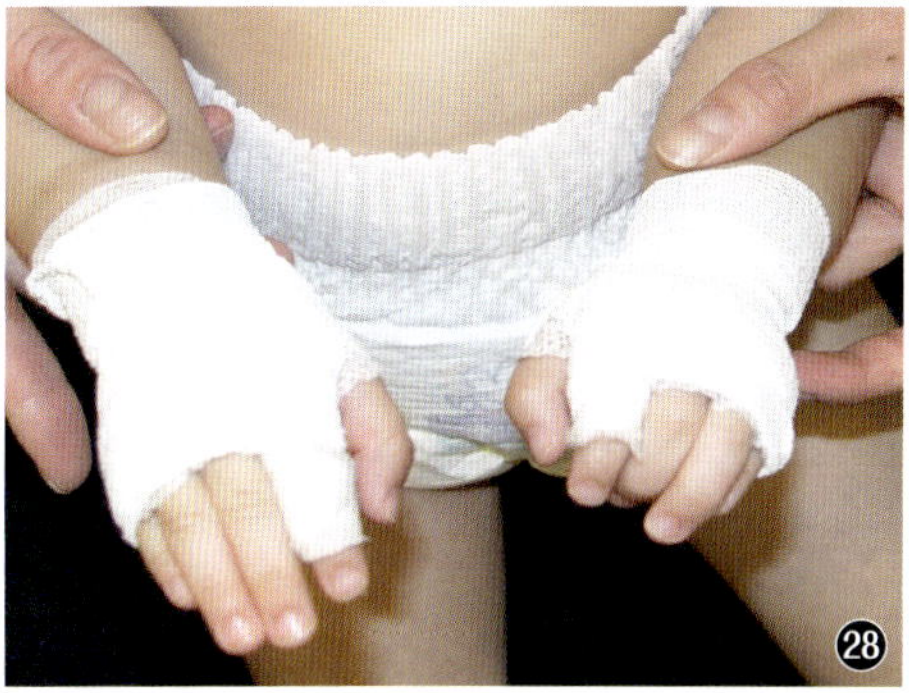

掻けないように抑制した状態。抑制は外せないように強固にすることがコツ

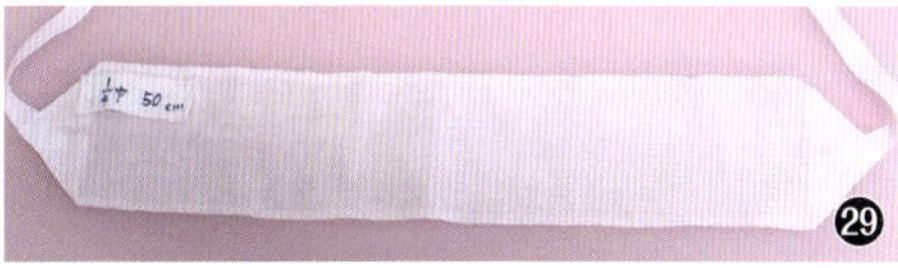

当院で作っている抑制帯の中の汎用タイプで、患部に巻いて最後に紐で縛るようになっている

掻きグセは個人差が大きいため、こうすれば大丈夫という方法はありませんが、工夫すれば必ずうまくできるようになります。

ただし抑制はいつも同じでは失敗します。ストレスが掛かった時とそうでない時は掻く強さも違うため、事前に「予測」して、それに合わせて抑制にも強弱を付ける必要があるのです。ストレスがあまり掛からない時には抑制を外さなくても、ストレスが強いと外してしまうので、やはり次に述べる「予測」ができないとうまく行きません。

いつもと違うことが起きる時は「掻く」と考える

前述したように、掻く動作というものは、予定通り再現されます。

掻き方の特徴は

①通常左右対称性に掻く

②いつも同じ部位を掻く

③ほっとした時、いらいらした時や不安な時など、精神的に落ち着きたいという時に強

いかゆみが襲ってくる（おっぱいを飲んでいる時、お風呂に入った時と上がった後、寝る前など）
④掻き方は激しく、血が出ても平気で、気が済むまで掻く
⑤寝ている間に掻く（夢を見ている時に掻く）
⑥無意識に掻く、あるいは触る

掻くのが激しくなる時は
〈肉体的ストレス〉
①病気、特に回復時（解熱後）
②疲労や睡眠不足、花粉症や喘息の症状が出現した時などの体調不良・入院、特に退院した後
〈精神的ストレス――楽しくてもそうでなくとも日常生活に変化が起こった時、特に人との接触〉
①母親と子供との接触時間の変化（子供を父親や祖母に預けた、母親の帰宅時間が遅くなった、寝込んだ、母親が仕事を始めたなど）

②家族以外の他人に会った時（特に抱っこされた後、親戚の家に遊びに行った後、従兄弟など親戚・親兄弟の友人が遊びに来た後、児童館や健診に行った後）

③父親との接触時間の変化（父親が出張で不在、逆に休みで家にいる、帰りが遅くあるいは早くなった時）

④本人の心境が変化した時（人見知り、夜泣き、反抗期など）

⑤生活上の大きな変化（入園や入学、転校、春学年や担任が替わる、引っ越しや離婚など）

⑥イベントの後（節句、七五三、法事、運動会や発表会、遠足、結婚式、旅行などの後）

⑦母親の妊娠を知った時（妊娠3カ月頃）、母親の出産前後、あるいは次の子が寝返りをしはじめた頃

⑧その他卒乳、トイレ・トレーニングなど

と先に述べました。これを事前に予測して掻かせないようにするわけです。なぜ予測するかということですが、精神的依存症はその行為をさせないことで治していきます。

爪噛みを例に取りましょう。爪噛みを治すのに、噛んだ爪をいくらきれいに治しても意味がないことはおわかりだと思います。

それは爪の病気ではなく、「噛む」という行為によってできたものであって、爪にはなんら異常がないからです。よって爪噛みを治すには爪を噛ませなければいいだけのことです。

掻きグセによる湿疹様病変もまったく同じであり、皮膚にはなんら異常がないのです（乾燥肌は治療前にはありましたが、①の保湿で軽快していますので）。

写真上は注射の恐怖で無意識に腕を掻いていますが、明らかな湿疹等の異常はありません。写真下も診察の不安で腕を掻いていますが、血が出ているのがわかりますか。

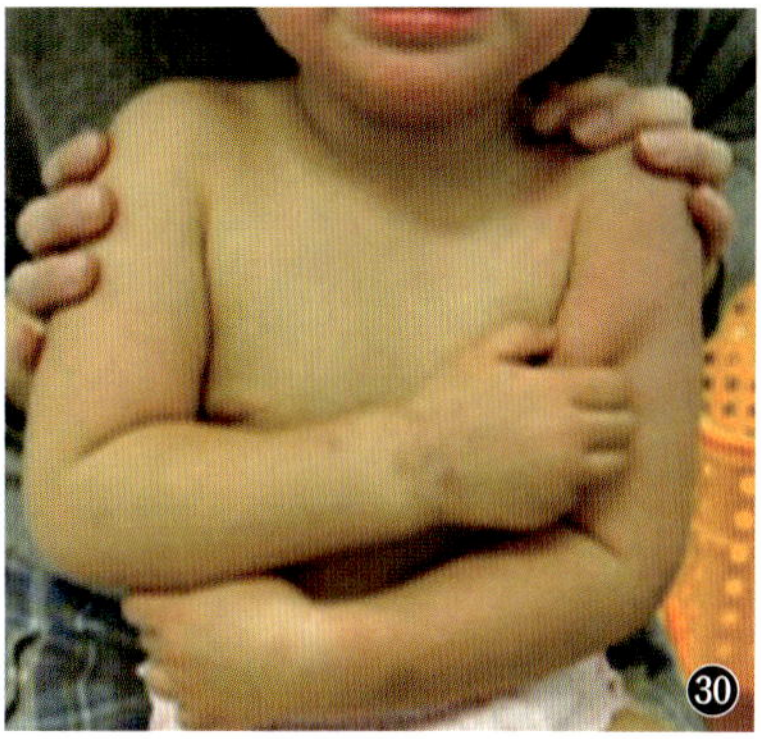

注射の恐怖で診察の間じゅう泣きながら無意識に腕を掻いていた少女。腕には明らかな湿疹はない

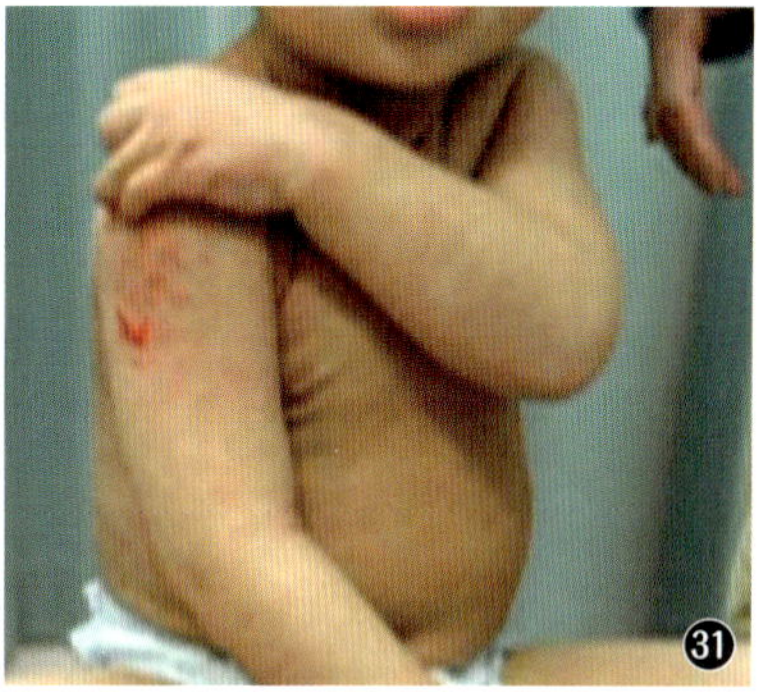

赤くただれた箇所は引っ掻いてできた傷であって、真の意味の湿疹ではない。ステロイド軟膏を塗って一時的に治してもまた掻いてできるため、軟膏治療は効果がない

不安のため、痛くても心を落ち着けるために掻いてしまうのです。これが掻きグセなのです。湿疹様病変は掻いて作られるということが、これらの写真からも推測できると思います。

掻いてできた湿疹様病変にいくらステロイド軟膏を塗って一時的に治しても、また掻いてしまいます。つまりステロイド軟膏を塗ることは、治すためにはほとんど意味がなく、それをわからないまま塗って治そうとすると、どんどん強いステロイド軟膏を使うことになり、最悪副作用が出てしまう事態も想定できます。

それでも効果がないとステロイドの飲み薬や注射までしてしまうということにもなりかねません。

そのような治療をして、一時的に見た目だけは治ったような状態になっても、すぐまた再発するので完全に治ることはなく、最終的にはとんでもない副作用が出るということも考えられます。

実際に私のところに来た患者さんで、入院してステロイドや免疫抑制剤の点滴をされていた人が何人かいますが、退院してしばらくするとやはり再発し、結局同じ状態に戻っていました。こんな強力な副作用の強い治療を、一時的に軽快させるためだけにするとはなんと恐ろしい！

何度も言いますが、

「掻いてできた湿疹様病変は、薬ではなく、掻かせないようにしなければ、決して治らない」

ということです。そのためには掻くという行動パターンを詳細に理解する必要があり、それが「予測」ということなのです。

例をあげて説明すると、ある日急な用事ができて子供を一時預かりの託児所に1時間ほど預けたとします。

するとその子は「母親と離れた」という大きなストレスが掛かったわけで、その夜から掻く動作が増えます。特に寝ている間に強く掻くため、翌日に引っ掻き傷や体をこすった跡が赤くなったりしているはずです。

これは「母親と離れる」とわかった時点で想像がつくことですから、事前に「予測」し、また自分の子供の掻く部位はわかっているわけですから、その部位に対して「抑制」したり「保湿」を追加したりして掻かせないようにします。

あるいは児童の運動会を例にとって説明しましょう。

運動会の1カ月前から練習が始まったとして、掻きグセはいつもと違うことが起こると強く出るので、その日から掻きはじめます。

その後徐々に練習が激しくなるにつれて掻き方も強くなってきて、ストレスのピークとなる運動会当日の夜に最も強く掻きます。運動会が終わった翌日に引っ掻き傷や湿疹様病変がたくさんできているということになります。

これも運動会の練習が始まった時点で「予測」できるはずです。湿疹様病変ができることを予測できること自体、湿疹用病変は自然にできたのではなく、引っ掻いて作るということがおわかりでしょう。

ストレスの強さによって掻き方は異なることを覚えておく

掻き方はストレスによって異なります。強いストレスの場合は明らかに爪で引っ掻いて引っ掻き傷ができることが多いのですが、弱いストレスの場合は肌が赤くなったり、ブツブツができたりする程度のことが多いようです。

しかし掻くという行為は掻きグセの強さに準じるので、

ストレスの強さ×掻きグセの強さ＝皮膚症状の程度

となります。このことを理解していないと予測はできません。

しかし乳児は非常に予測が簡単なのです。私が2016年夏頃に発見して「抱っこサイン」と名づけた兆候が出るからです（写真㉜）。

乳児は他人に抱っこされると通常胸、お腹、背中に、毛穴に一致したあせものような小さな赤いブツブツ（矢印）ができるのです。

抱っこサインは、次の三つの場合に起こります。


「他人に抱っこされた時」

「夜泣きした時」

「お母さんと離れた時」


その日の夜寝ている間に掻いてできるため、翌日朝には確認できます。抱っこサインはこれ以外では

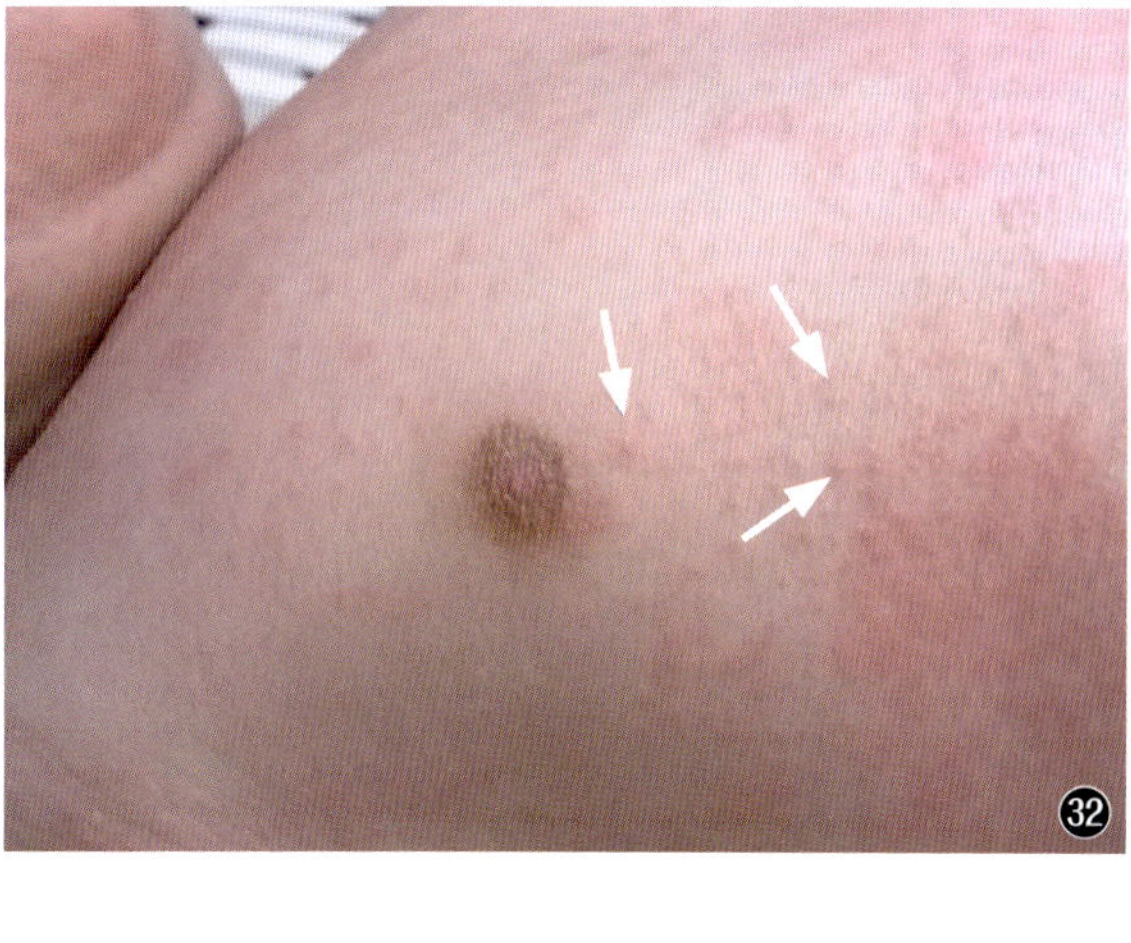

できませんので、ストレスを予測するのが非常に容易になります。

私が初診の患者さんの抱っこサインを見つけて、お母さんに前日のストレスを言い当てると驚かれますが、実はそういうことなのです。

抱っこサインが出る場合の一つに「お母さんと離れた時」と述べましたが、お母さんがお子さんの視界から消えた場合も「離れた」ということになります。したがってチャイルドシートにつながれると、運転しているお母さんが見えないため、翌日抱っこサインが出ます。

他人に会った場合もストレスは掛かりますが、触られたり抱っこされたりしない限り、抱っこサインは出ません。その代わり肌が赤くなったりカサカサしたりします。

これも、ストレスの強さによって掻き方が異なるために起こっている症状です。抱っこサインが出る年齢のお子さんをお持ちのお母さんであれば、大体半年ほどでストレスを予測できるようになります。

ところが2歳を過ぎる頃にはこの抱っこサインが出なくなりますので、どのようなストレスで掻いたのか見つけ出すのが難しくなります。この年齢を過ぎると予測ができるようになるまで1年以上かかると考えてください。

ということは、やはりなるべく早く治療を開始した方がいいということになります。

以上の説明でおわかりになりましたか？

アトピー性皮膚炎と呼ばれている皮膚病変に対する治療は、ステロイド軟膏を塗るなどの薬物療法ではなく、掻かせないことが唯一無二の治療であり、そのためには三大原則の①保湿、②抑制、③予測を遵守することです。

大人になっての「掻破依存症」は就職時が多い

前述したように的確な治療をして掻きグセをほぼ完全に押さえこんでいなければ（74頁に書いた寛解状態でなければ）、掻きグセは一生記憶の中に残っていて、ある日突然、大きなストレス（通常は就職時）によって再発する可能性が非常に高いと言えます。

就職時から突然かゆくなったり湿疹が出たり、治ったと思っていたアトピー性皮膚炎のような症状が再発したり、あるいは20歳過ぎてからニキビができたりするケースがそれに当たり、私が「掻破依存症」と呼んでいることは既に書いた通りです。

いったん再発すると一時的には収まっても、その後のストレスで時には部位が変わりながら再発してきます。

たとえば女性の場合は、まず就職時に顔トラブルや肌荒れ、ニキビで発症することが多く、転職や引っ越しでも同様の症状、あるいは体がかゆくなったりします。

その後は、結婚後に手荒れのような症状ができることが多いのですが、単純な手荒れではないため、いつも同じ指の同じ部位が荒れます。

次は妊娠後の皮膚トラブルですが、つわりの時には顔面のことが多いようです。妊娠後期には通常お腹周りを中心にかゆくなります。

この時乳首もかゆくなることが多いのですが、そこを掻いて掻きグセが付くとただれたりして、お子さんにおっぱいをあげることができなくなるので要注意です。

その後復職すると、いつもの部位のいつもの皮膚トラブル（例として、同じ指が洗剤に負ける、顎《あご》にだけニキビができる、背中の同じ部位がかゆくなるなど）が再発し、その後はストレスごとに一進一退を繰り返します。

また退職後にも掻きグセが活動しはじめます。いわゆる老人性のカイカイ、一般的には老人性皮膚掻痒症《そうようしょう》と診断される症例の一部はこれに当たります。

皮膚には何ら症状がなく、かゆみが定期的に（掻きグセの特徴通りホッとした時などに）襲ってくるため、引っ掻いて湿疹様病変ができます。

それに対して当然皮膚科ではステロイド軟膏を処方しますが、塗って治そうとするため長期的に塗ることになり、次のような副作用が全面に出てしまうことがあります。

顔面は血管拡張と赤ら顔、いわゆる酒《しゅ》さ（化粧品かぶれのような症状が持続している状態）になり、体、特に皮膚が薄い腕などは皮膚が紙のようにペラペラになります。その状態では軽くこすっただけでも出血斑ができます。もうこうなるとコントロールが難しくなります。

これが**就職時の再発から人生を終えるまでの「掻き掻きストーリー」**で、この期間のどこかで、できればなるべく早期に掻きグセをコントロールする治療をすべきなのです。

ステロイドなどの対症療法では「掻き中毒」に

掻破依存症によって掻く部位は通常、体の一部分、たとえば手や顔などが多いため、皮膚科では難治性の手湿疹、脂漏性皮膚炎や酒さなどと診断・治療されていることが多いようです。

長年アトピー性皮膚炎専門に診療していると、その後遺症である掻破依存症の患者さんが非常に多いことに驚かされます。洗剤負けや化粧かぶれなど一般的な湿疹の中で難治性のものの多くは、これが関与していると私は見ています。

その中でも強いかゆみが左右対称性に広範囲に出て、そこを掻くことにより湿疹様病変ができ、それが何カ月も何年も持続するようになる場合があります。

一般的には成人になって発症した「成人型アトピー性皮膚炎」と呼んでいますが、これも就職のストレスで再発しただけなのです。

湿疹様病変のでき方は左右対称で、いつも同じ部位で境界があり、かゆみの出方もほっとした時やいらいらした時に突然、という掻きグセのルール通りです。

また無意識に掻くことが多く、本人は掻いている自覚がないことの方が多いため、「掻いていないのに湿疹ができた」と言います。

こうした場合、再発初期であれば適切な治療で軽快させることも十分可能ですが、成人型アトピー性皮膚炎などと言ってステロイドを塗るだけの対症療法を続けていると、掻くことに対する依存がだんだん強くなります。

最終的には「掻いてはいけない」と自分でわかっていても掻くことを我慢できない状態に陥ってしまい、一生涯むしるように強く掻き続ける事態になりかねません。

この状態を私は「重度の掻破依存症＝掻き中毒」と呼んでいるわけですが、前にも書いたようにパチンコ中毒（ギャンブル依存症）や過食症・拒食症、買い物依存症と同様に考えていいと思います。

これほどではなくても、あるストレスを契機に無意識に掻き出すということがあります。これは単なる掻きグセの再発で、一時的な場合が多く、ストレスとなった原因がなくなれば自然に収まるので、その時だけ対症療法で治せば十分です。

しかしこれもまた、幼少時に適切な治療をせずに治癒させなかったために起こったことなのです。

これと掻破依存症の違いは何かというと、
・一時的なものか、あるいは反復性継続的なものかどうか
・その掻き方
にあります。

掻破依存症の患者は掻き方が強く、ストレスが強い時にはときどき自分で掻くことをなかなかコントロールできず、症状がよくなったり悪くなったりしながら、継続的にあるいは断続的に何年も掻き続けます。

ちなみに、掻くことに対する精神的依存はすべて掻破依存症ですが、本書の中ではわかりやすいように以下のように分類しています。

軽　症：掻きグセ（軽度の掻破依存症）
中等症：掻破依存症
重　症：掻き中毒（重度の掻破依存症）

掻破依存症に対する具体的な治療は？

掻破依存症も治療によってコントロールすることは可能なので、きちんと治療すれば治る可能性はあります。

ただし乳幼児とは異なり、スキンケアだけでは掻破依存症をコントロールすることは不可能です。精神的なコンサルティングをしながら治療することが必要ですので、少なくとも数年はかかると考えてください。

それでもすべての掻破依存症の患者さんが治るわけではありません。患者さんの中には耐え切れず挫折する患者さんもいます。

特に重度の掻破依存症＝掻き中毒に陥った患者さんは、治すことは非常に難しいと考えてください。そのような患者さんは、皮膚科学会で提唱しているＱＯＬ（生活の質）の向上が最終目標となります。

では具体的な掻破依存症の治療法は何かということですが、精神的依存症の治療ですから、基本は「掻くことを我慢する」です。

まず、

「アトピー性皮膚炎はすでに小児期に治っていて、まったく皮膚には異常はなく、湿疹様症状はすべて自分で掻いて作っている」

という事実を自覚させることから治療を開始します。そのために以下の確認作業を行います。

掻破行動には、かゆくて掻く場合と無意識に掻く場合とがあり、約９割は無意識の動作として起こっています。

かゆくなるのは、ほっとした時やいらいらした時に多く、ほっとした時とは仕事が終わってすぐ、家に帰ってすぐ、入浴前後、寝る前などです。

1日のかゆみや掻く動作を分析し、それを日記に付けてもらい、一定のパターンがあることを確認させます（**かゆみの精神的依存の確認**）。

かゆみはせいぜい5分程度ですが、後はかゆくなくてもいったん掻き出したら途中で止めることができず、血が出ようが掻き続け、満足するまで掻き続けます。

無意識に掻くのは、特にレム睡眠中（夢を見ている時）に起こりますが、起床中ももちろんありますので、その動作を第三者に指摘させて本人に自覚させます（**無意識の掻破行動の確認**）。

掻破依存症に特徴的な、むしるような激しい掻き方は、寝ている時が多いようです。

また急に増悪するのは、必ずストレスが掛かった時に起こっています。たとえば転職や職場の異動、引っ越し、結婚・妊娠、家族の問題（親の不幸など）など色々ありますが、こういう時にかゆみが強くなったり、湿疹様病変がひどくなったりしますので、このことを理解し、確実に事前に「予測」できるようにします。

以上のことが十分認識できたら、スキンケアを中心とする薬物治療で湿疹を消し、本物のかゆみを出さないようにします（**かゆみと掻破行動の連鎖を断つ**）。

以下に示したパターン化した行動を理解してもらい、かゆみや掻く動作を事前に予測し、かゆみあるいは掻く動作が出現する前に、何らかの工夫によって掻かずに済むようにします（患部を冷やす、他のことに意識集中するなど自分で工夫してもらいます）。

1．掻き方の特徴

これは大人も小児とまったく一緒です。

①通常左右対称性に掻く
②いつも同じ部位を掻く
③ほっとした時（仕事が終わってすぐ、家に帰った時、お風呂上がり、寝る前など）、いらいらした時や不安な時など、精神的に落ち着きたいという時に強いかゆみが襲ってくる
④掻き方は激しく、血が出ても平気で、気が済むまで掻く
⑤寝ている間に掻く（夢を見ている時に掻く）

⑥無意識に掻く、あるいは触る

2．掻くのが激しくなる時

〈肉体的ストレス〉
①病気、特に回復時。入院、特に退院した後
②花粉症、疲労（多忙）や睡眠不足など体調不良の時
③生理前、妊娠・出産（女性の場合）

〈精神的ストレス〉
①就職、職場の異動・転勤、単身赴任、引っ越し、結婚、親との同居など周囲の環境が大きく変わった時
②出張や旅行、特に帰ってきた後
③入試や資格試験などの前後、特に終わった後
④離婚、相手の浮気
⑤自分以外の家族の問題（結婚、就職、病気、死亡、看病など）

⑥退職・リストラ、事業の失敗など
⑦日常生活の変化、あるいは事故など何らかのストレスが掛かった時

それでも、どうしても掻いてしまう部位は抑制して（包帯で縛るなど）掻けないようにします。これも小児と一緒です。

このように精神的抑制と物理的抑制を組み合わせ、かゆみに耐えられるようにします。

この一連の治療に適応できれば、年単位で徐々に掻かなくなり、湿疹ができなくなります。しかしある程度満足できる結果が出るまで、最低3年はかかると考えてください。もしこの治療に適応できなければ、残念ながら治るということは期待できません。結論として、アトピー性皮膚炎はやはり乳幼児期に確実に治すことが最も重要であると言えます。

どんな病院にかかるべきなのか

アトピー性皮膚炎の根治療法を行っているクリニックと、一般のクリニックの治療はど

う違うのでしょうか？

一般のクリニックで今行われている治療といえば、掻いて作った湿疹のところにステロイド軟膏を塗って、症状を一時的に抑えるだけの治療、いわゆる対症療法です。

しかし掻きグセがあればまた掻いて湿疹を作るため、ステロイドを塗るだけの治療ではほとんど意味がありません。この対症療法の終着点は「軽快」させるまでで、自然寛解を除いては絶対に治癒までたどりつくことはありません。

そこをよく理解していないと、湿疹が治らないからとより強い薬を使い、最終的には副作用が出てしまうという事態になりかねませんし、対症療法を続けていると掻きグセがどんどん強くなり、最終的には薬ではまったくコントロールできない治療不可能な状態、重度の掻破依存症＝掻き中毒に陥るということも起こり得ます。

このようにアトピー性皮膚炎の治療は通常の湿疹の治療とは根本的に異なり、非常に専門性が要求されるのです。

これまでの説明でおわかりと思いますが、アトピー性皮膚炎は原因不明の難治な病気ではなく、臨床的には非常に単純であり、適切な治療により治癒はもちろんのこと、完治も可能なのです。治療はステロイド外用療法や食事療法ではなく、「掻きグセ除去＝掻かない・

掻かせない」が最も重要な治療なのです。

また、アトピー性皮膚炎はその他のアレルギー疾患を合併しているため、診療するからにはアトピー性皮膚炎のみではなく、アレルギー疾患すべての診療もできなくてはなりません。

皮膚科だから食物アレルギーのことはわからないとか、喘息のことは小児科にすべてお任せということではだめなのです。

アレルギー性結膜炎に関してはどう対応すべきか

当クリニックでのアトピー性皮膚炎とアレルギー性結膜炎の合併率は、ほぼ１００％であると前に述べましたが、実際に私のクリニックを受診しているアトピー性皮膚炎の患児で、目に症状がない子はいません。

症状は常時あるわけではなく、特に体調が悪いと出ることが多いようです。目のかゆみと涙目、それに目ヤニが主な症状です。治療は通常抗アレルギー剤含有目薬で対処します。

アトピー性皮膚炎の患児は掻きグセがあるため、目を掻いているうちにパターン化してしまい、目に掻きグセが付く危険性があります。そうなると、かゆかろうがそうでなかろうが、目をこするようになります（写真㉝）。

すると目の角膜の表面に傷が付き、またそこを掻くため、傷が治る過程で角膜表面に凹凸ができてきます。いわゆる「乱視」の状態で、角膜に凹凸があるとレンズの焦点が複数個になり、物が何重にも見えたり、ぼやけて見えたりします。

さらに進むと10代から20代で外力による白内障を発症したり、網膜剥離まで起こします。これらはアトピー性皮膚炎の目の合併症と言われているものですが、実は合併症というより無意識の自傷行為による症状であり、それが理解できれば予防が可能なのです。

結論として、アトピー性皮膚炎はアレルギー性結膜炎を

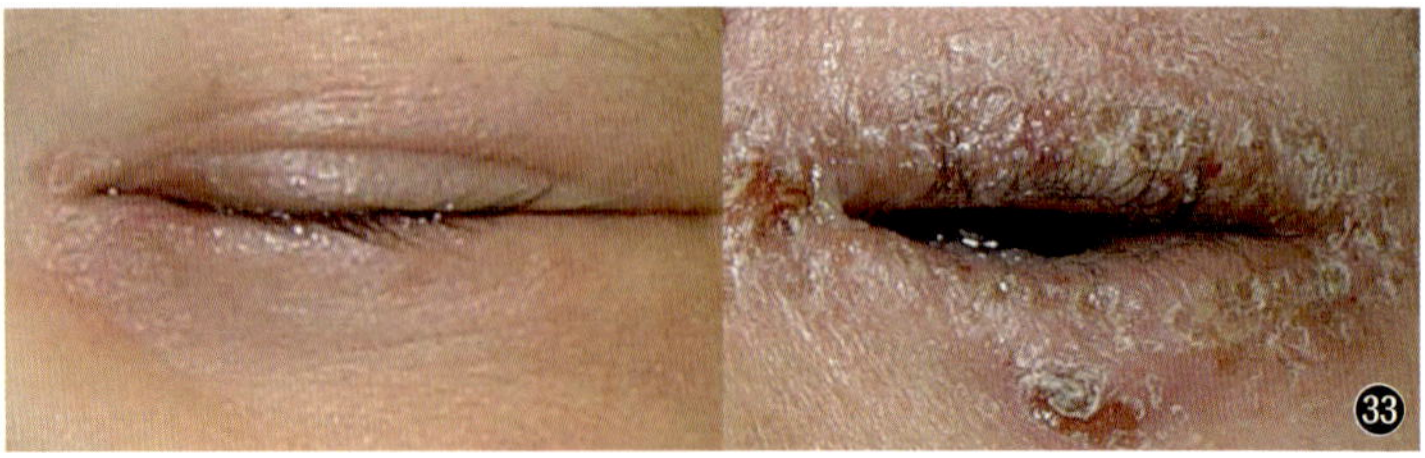

目に掻きグセが付いてしまった小児の事例。この場合は物理的抑制はできないが、何もしなければ乱視や白内障などの合併症を併発するため、とにかく掻かせないことにつとめる

合併していることを前提に、症状が出現したら間髪いれずに治療して、目に掻きグセが付かないようにすることです。

喘息に関してはどう対応すべきか

「アトピー性皮膚炎と喘息の合併率」に関しては、当クリニックはまだ正確なデータとして調べてはいませんが、おおよそ30％程度です。

初発症状は、夜間や運動後の咳です。風邪も引いていないのに、寝始めや睡眠中、あるいは起きる前後に空咳《からせき》をします。これはアレルギー反応によって気管支壁に炎症や浮腫《ふしゅ》が起こり、気管支の内空が狭くなるために起こります。

この症状をそのまま放置していると、気管支壁の炎症や浮腫が強くなり、さらに壁が肥厚し、本格的な喘息発作が起こるようになります。

初発症状の夜間や運動後の咳の時点で症状が進まないように、アレルゲンの除去（できればそのような症状が出現する前から事前に実施するように心がける）とロイコトリエン拮抗剤などの内服療法を開始して、正常な気管支の状態に戻すことが重要です。

この初期治療をせずにそのまま放置すると、本格的な喘息発作に移行するばかりでなく、肥厚した気管支壁に基質化と呼んでいる不可逆的変化（気管支壁が厚く肥厚したまま元に戻らなくなる状態）が起こり、喘息が慢性化し、最終的に治らないということになりかねません。

アレルギー性鼻炎に関してはどう対応すべきか

くしゃみ、鼻水、鼻づまりが三大症状であるのはご存じだと思います。症状がわかりやすいので、耳鼻科専門医でなくとも診断は比較的容易です。

治療は抗アレルギー剤中心に、内服療法と点鼻薬が一般的であり、この程度の治療であれば耳鼻科医でなくとも通常行われています。しかし減感作《げんかんさ》療法やレーザー治療など特殊な治療はやはり耳鼻科専門医でないと無理のようです。

これまで述べてきたように、アトピー性皮膚炎はその他のアレルギー疾患を合併しているため、アトピー性皮膚炎を診療するにあたってはそれのみでなく、アレルギー疾患すべての診療、さらには次に述べる食物アレルギーの診断と栄養指導もできなくてはならないということです。

第4章

食物アレルギーは予防できる！

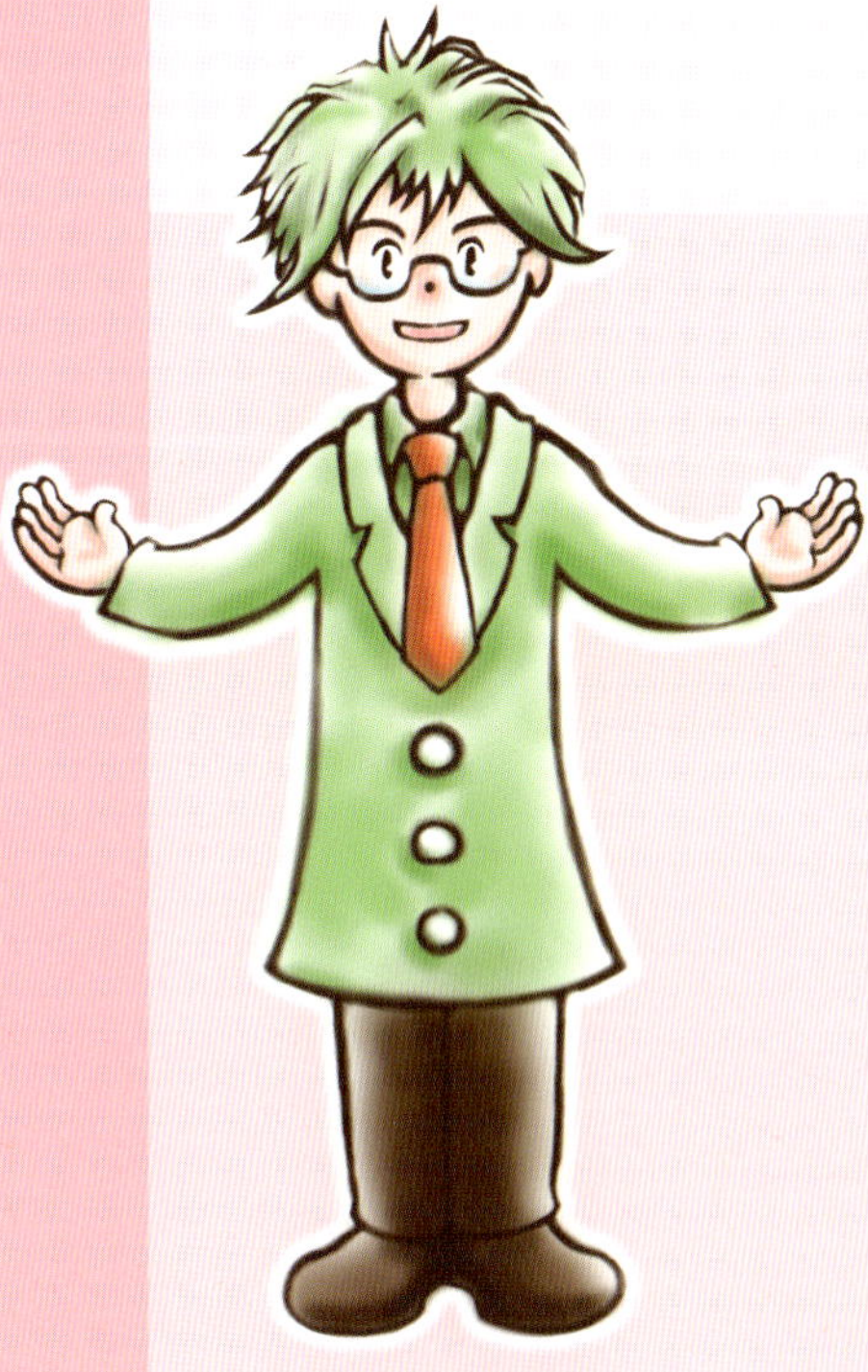

アトピー性皮膚炎と食物アレルギーは関係ない

食事療法を中心に、アトピー性皮膚炎を治そうとしている医者がいますが、これはたいへん大きな問題です。

そもそも食物アレルギーとアトピー性皮膚炎の関係を証明する客観的なエビデンスがどれほどあるというのでしょうか。

ほとんどの皮膚科医は何年も前から、アトピー性皮膚炎と食物に直接的な関係はないと言っていますし、患者に食事制限などほとんど指導していません。

なぜならば、皮膚科を受診するアトピー性皮膚炎の患者は、食物アレルギーが消える年齢以降に受診するからです。初診時に色々なアレルギーの検査をしても、食物アレルギーが残っている症例は非常に少なく、代わりに陽性として出ることが多いのは、ダニやハウスダスト、スギ花粉などの吸入抗原です。

当然それがアレルゲン（アレルギーを起こす物質）であるという観点で考えているし、そういう客観的エビデンスをもとに、小児期以降のアトピー性皮膚炎は食物アレルギーを否定しているのです。

では乳幼児はどうかというと、そこは皮膚科のテリトリーから外れ、患者さんも皮膚科を受診しないため、通常の皮膚科医では症例数に乏しく判断しかねるというのが本音です。しかし当院は乳幼児の受診率も高く、受診した乳幼児のアトピー性皮膚炎の食物アレルギー陽性率は約60％です。

年間延べ約2万人のアトピー性皮膚炎患者が受診しているにもかかわらず、今までに食物アレルギー検査で陽性であった患者が、その食物を食べて湿疹様病変が出たことはありません。

このことからも「アトピー性皮膚炎の皮疹と食物アレルギーは直接関係ない」と言っていいと思いますし、少なくとも食物アレルギーのないアトピー性皮膚炎の患者に対して、食物アレルギーが原因であるとは当然言えないですよね。

前述したように、食物アレルギーで皮膚に症状を起こすことはあります。有名なじんましんや、口腔内アレルギー症候群などです。その他にも、薬剤を飲んだことで起こる薬疹（薬剤アレルギー）を始めとした「中毒疹」と呼んでいる症状があります。

たとえば、検査で食物アレルギーがある患児に、非常にまれにですが、食べたものが原因と考えられる皮疹が全身にできることはあります。

この場合、紅斑、丘疹《きゅうしん》、水疱《すいほう》、紫斑など、あらゆる皮疹の形態をとることが考えられますが、種々の皮疹が「同時に出る」ことは非常にまれです。

さらにすべての皮疹はほぼ同じ形態を示していて、通常、異なる形態の皮疹が混在することはなく、かつその分布は原則として全身に及びます。

腕の一部だとか、上胸部だけとかに局在することはありませんし、かゆみなど自覚症状がまったくない場合もあります。こうしたケースはあくまで中毒疹の範疇《はんちゅう》であり、アトピー性皮膚炎の皮疹ではありません。

この場合、食事から疑わしい食物を除去すると、その皮疹は劇的に改善します。ただし、そういう症例は非常にまれであり、食物アレルギーがアトピー性皮膚炎の原因や増悪因子だと騒ぎ立てるほどではないような気がします。

あるいはアトピー性皮膚炎＝食物アレルギーという固定観念のために、ストレスで掻き出して湿疹様病変ができたにもかかわらず、その日の食べたもので無理やり判断しようとするのでしょうか。いったん食物アレルギーを疑ってしまえば疑惑のスパイラルに陥り、まったく出口が見つからなくなってしまうような気がします。

大人になると食物アレルギーはほとんどの患者さんで消えますが、アトピー性皮膚炎が治らないという患者さんはたくさんいます。このように食物アレルギーだけではまったく説明がつかないのです。重複しますが、結論としてほとんどの皮膚科専門医が言っているように、食物アレルギーとアトピー性皮膚炎に直接的な関係はありません。

食物アレルギーの検査は何を、いつすべきなのか

食物アレルギーの検査は当然離乳食開始前にすべきなのはおわかりになりますよね。アレルギー家系のお子さんの食物アレルギー合併率は私のクリニックのデータで約60％ですから、当然食物アレルギーがあるのが前提になります。

食物アレルギー検査はプリックテスト、パッチテスト、ＩｇＥ抗体検査法のＲＡＳＴ、ＭＡＳＴなど幾つかありますが、最も簡易なものが、採血して行うＲＡＳＴとＭＡＳＴです。ＭＡＳＴ検査法は一度に多くの項目を検査できますが、偽陰性や偽陽性が問題になっています。

表2はある公立病院でのMAST検査法によるアレルギー検査データですが、小麦が非常に強く陽性に出ていました。患者さんには症状は特になかったのですが、念のため小麦の除去をしていました。しかしMAST検査法は偽陰性があることを踏まえ、すぐに私のクリニックでRAST検査法で検査し直した結果（表3）、小麦は陰性でしたので除去食を止めさせました。目的に沿った検査方法をきちんと選別して行わないと、このような事態もありうるということです。

また医療費削減の影響でしょうか、私のクリニックでは食物アレルギー検査は1回しか医療保険が使えなくなってしまいました。

しかし124頁の表4を見ていただくとわかるように、生後6カ月では卵白の測定値クラス2だったのが、9カ月では4に、1歳10カ月では5になっています。実際の検査データは比較的短期間で変化しているわけです。

つまり最初の検査しかできないということは、検査でアレルギーがわかってもその経過を追えないということです（特に0歳児はその変化が激しいので注意が必要なのです）。

明らかに食物に対してアレルギー症状があり除去食をしている患者さんが、いつその食事を再開できるか確認するためにも、何らかの指標が必要だと思います。

殿　　公立　　病院　　殿

カルテNo 0000444062　女性　4ヶ月　提出医　先生
材料 血清　採取日 4月 26日　科名　外来
受付日 25年 4月 26日　病棟 ショウニカ
受付No 260179　報告日 25年 5月 2日　その他No 1304260179

検査項目	クラス	測定値	コメント	単位	基準値	陰性	疑陽性	陽性
特異的IgE(MAST33アレルゲン)				LC	MASTクラス0			
コナヒョウヒダニ	0	0.25				-*		
ハウスダスト1	0	0.23				-*		
ネコ皮屑	0	0.05				-*		
イヌ皮屑	0	0.27				-*		
オオアワガエリ	0	0.25				-*		
ハルガヤ	0	0.38				-*		
カモガヤ	0	0.47				-*		
ブタクサ混合物1	0	0.22				-*		
ヨモギ	0	0.50				-*		
スギ	0	0.12				-*		
ヒノキ	0	0.08				-*		
ハンノキ	0	0.06				-*		
シラカンバ	0	0.11				-*		
ペニシリウム	0	0.88				-*		
クラドスポリウム	0	0.30				-*		
カンジダ	0	0.39				-*		
アルテルナリア	0	0.22				-*		
アスペルギルス	0	0.54				-*		
ラテックス	0	0.11				-*		
ソバ	0	0.00				-*		
小麦	3	26.0				------------*		
ピーナッツ	0	0.59				-*		
大豆	0	0.33				-*		
米	0	1.19				-*		

表2　MAST検査による
アレルギー検査データ

181-83 アトピアクリニック　142-0

検査No 78680　女　0才
採取日 25年 6月 25日
受付日 25年 6月 25日　整理No 64312
材料 血清

2

検査項目	コメント	測定値	基準値
IgE			
アトピー鑑別試験			

検査項目	測定値	クラス	クラス 1 2 3 4 5
イヌ皮屑	0.10未満	0	
米	0.10未満	0	
ソバ	0.10未満	0	
小麦（食餌）	0.29	0	
大豆	0.10未満	0	
ピーナッツ	0.10未満	0	
ゴマ	0.10未満	0	
卵白	5.12	3	***
オボムコイド	0.52	1	*
ミルク	0.25	0	
イワシ	0.10未満	0	
エビ	0.10未満	0	

表3　RAST検査による
アレルギー検査データ

6カ月

検査No 83192　女　0才
6階　採取日 23年 1月 31日
受付日 23年 1月 31日　整理No 53514
溶血　乳ビ　材料 血清
2

検査項目	コメント	測定値	基準値
IgE			1歳未満 20以下 1～3歳 30以下 4～6歳 110以下 7歳以上 170以下 IU/ml
アトピー鑑別試験			(−)

検査項目		測定値(基準値 0.35UA/ml未満)	クラス	クラス 1 2 3 4 5 6
ヤケヒョウヒダニ		0.35未満	0	
米		0.35未満	0	
ソバ		0.35未満	0	
小麦（食餌）		0.35未満	0	
大豆		0.35未満	0	
ピーナッツ		0.35未満	0	
ゴマ		0.35未満	0	
トウモロコシ		0.35未満	0	
卵白		3.20	2	**
ミルク		0.35未満	0	
イワシ		0.35未満	0	
エビ		0.35未満	0	

9カ月

検査No 78508　女　0才
9階　採取日 23年 5月 7日
受付日 23年 5月 7日　整理No 10709
溶血　乳ビ　材料 血清
2

検査項目	コメント	測定値	基準値
IgE			1歳未満 20以下 1～3歳 30以下 4～6歳 110以下 7歳以上 170以下 IU/ml
アトピー鑑別試験			(−)

検査項目		測定値(基準値 0.35UA/ml未満)	クラス	クラス 1 2 3 4 5 6
米		0.35未満	0	
ソバ		0.35未満	0	
小麦（食餌）		0.47	1	*
大豆		1.21	2	**
ピーナッツ		0.35未満	0	
ゴマ		0.35未満	0	
鶏肉		0.35未満	0	
卵白		26.10	4	****
オボムコイド		6.30	3	***
ミルク		0.89	2	**
イワシ		0.35未満	0	
エビ		0.35未満	0	

1歳10カ月

検査No 79896　女　1才
採取日 24年 6月 4日
受付日 24年 6月 4日　整理No 10912
溶血　乳ビ　材料 血清
2

検査項目	コメント	測定値	基準値
IgE			1歳未満 20以下 1～3歳 30以下 4～6歳 110以下 7歳以上 170以下 IU/ml
アトピー鑑別試験			(−)

検査項目		測定値(基準値 0.35UA/ml未満)	クラス	クラス 1 2 3 4 5 6
ヤケヒョウヒダニ		0.35未満	0	
ソバ		1.40	2	**
小麦（食餌）		0.66	1	*
大豆		0.80	2	**
ピーナッツ		0.35未満	0	
ゴマ		26.10	4	****
バナナ		1.53	2	**
鶏肉		0.82	2	**
卵白		52.20	5	*****
オボムコイド		28.30	4	****
ミルク		2.81	2	**
イカ		0.35未満	0	
アサリ		0.35未満	0	

表4　生後6カ月、9カ月、1歳10カ月のアレルギー検査データの変化

その意味でもアレルギー検査を定期的に行って、ある程度値が下がってきた時点の方が、食物付加試験（アレルギーがある食物を食べても大丈夫かどうか確認するために実際に食べさせてみる試験）も安心してできますよね。今は患者さんから懇願されても追加検査ができないという非常に困った事態になっています。

卵を制限すれば、食物アレルギーは予防できる

さて38頁に書いたように、当クリニックで離乳食前の生後6カ月時点でのアレルギー家系の乳児に食物アレルギー検査（ＲＡＳＴ検査）をした結果、食物アレルギーの陽性率は58・4％（検体数２０００）でした。

陽性に出た乳児の食物別陽性率は卵白が約１００％、牛乳が約37％と高く、３番目以降は小麦、ゴマ、ピーナッツの順になっています（次頁図７）。

これは離乳食前の検査ですから、乳児は母乳以外口にしたことがないわけです。

つまりこの結果は、食物アレルゲン（アレルギーを起こす食物成分）が母親の胎盤を通して胎児に入ったか、あるいは母乳を介して乳児に入ったか、の二つしか考えられません。

そしてこの結果は、母親が妊娠中や授乳中に食べていた食物の頻度とほぼ一致するのです。

ただし私のクリニックで検査した中で、食物アレルゲンが母親の胎盤を通して胎児に入った可能性が高い症例が数例ありましたが、その頻度はあまり多くありませんでしたので、やはり母乳を介して入るケースが圧倒的に多いと推定できます。

たとえば図8では、チリメンや小魚の入ったスナックを週に3回程度食べていた母親の乳児にイワシのアレルギーが強く出ています。図9では、そばを頻繁に食べていた母親の2歳児にそばのアレルギーが強く出ました。

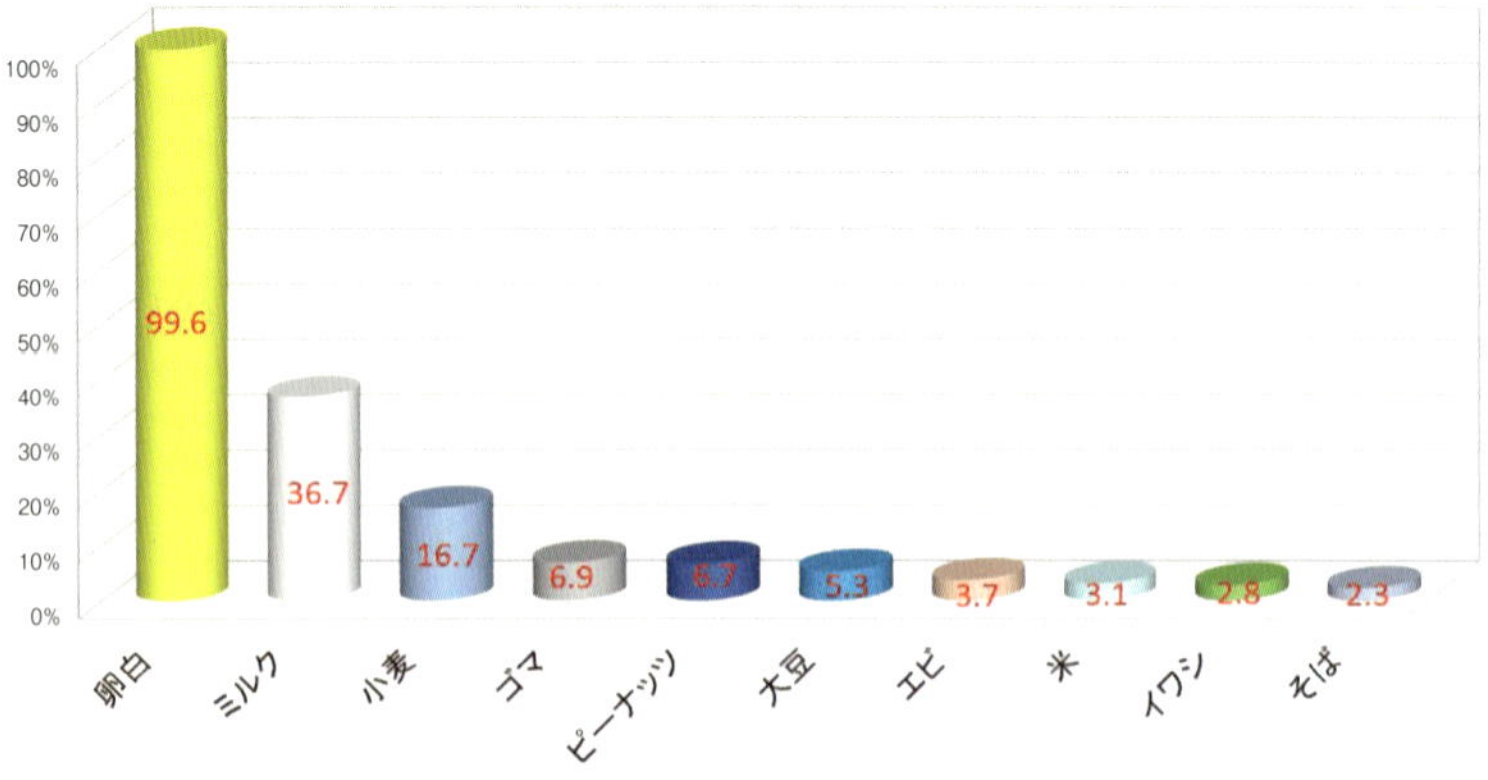

図7　食物ごとのアレルギー陽性率
（当院で離乳食開始前の乳児に検査した結果）

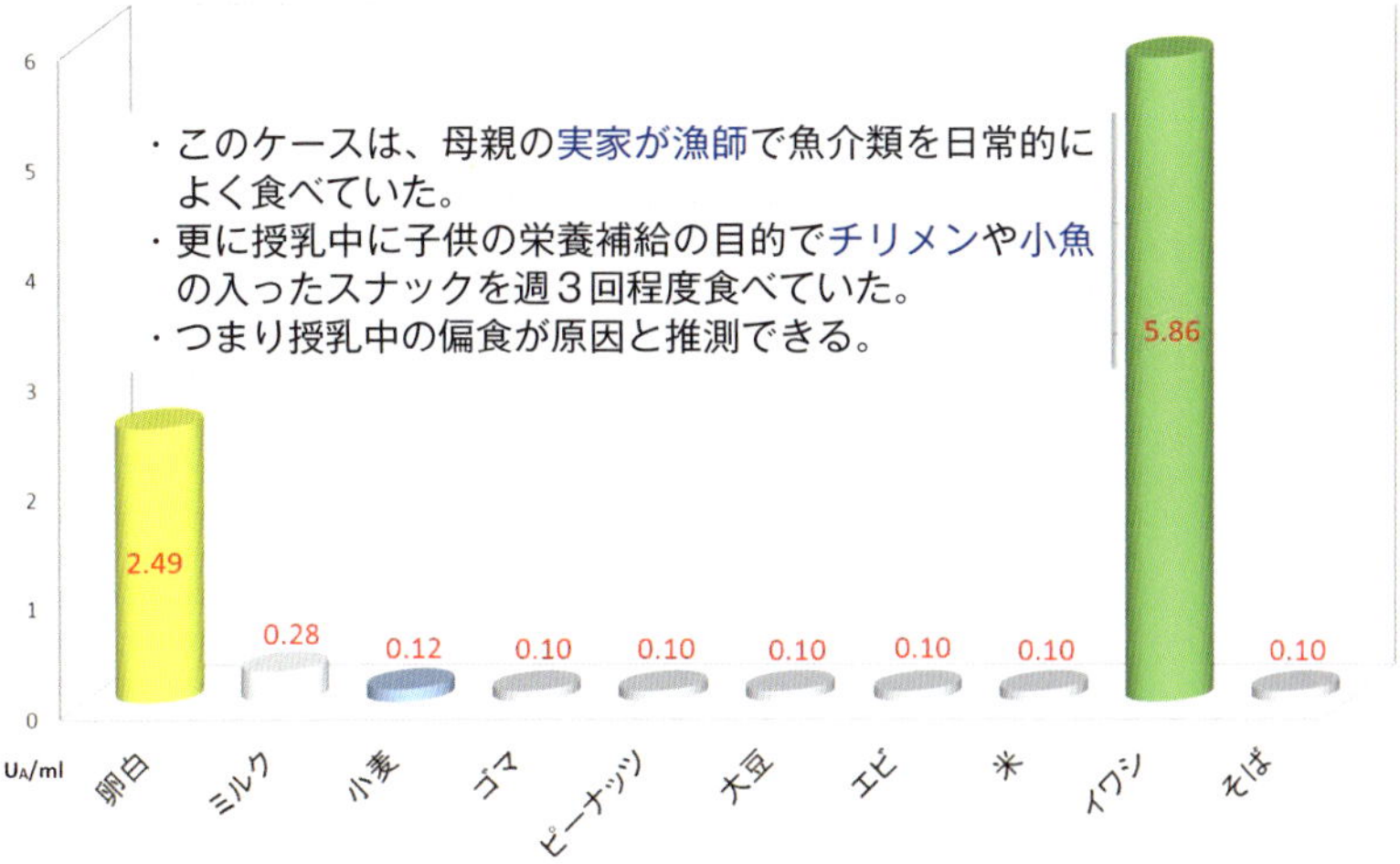

図８　１歳乳児の食物アレルギー検査結果

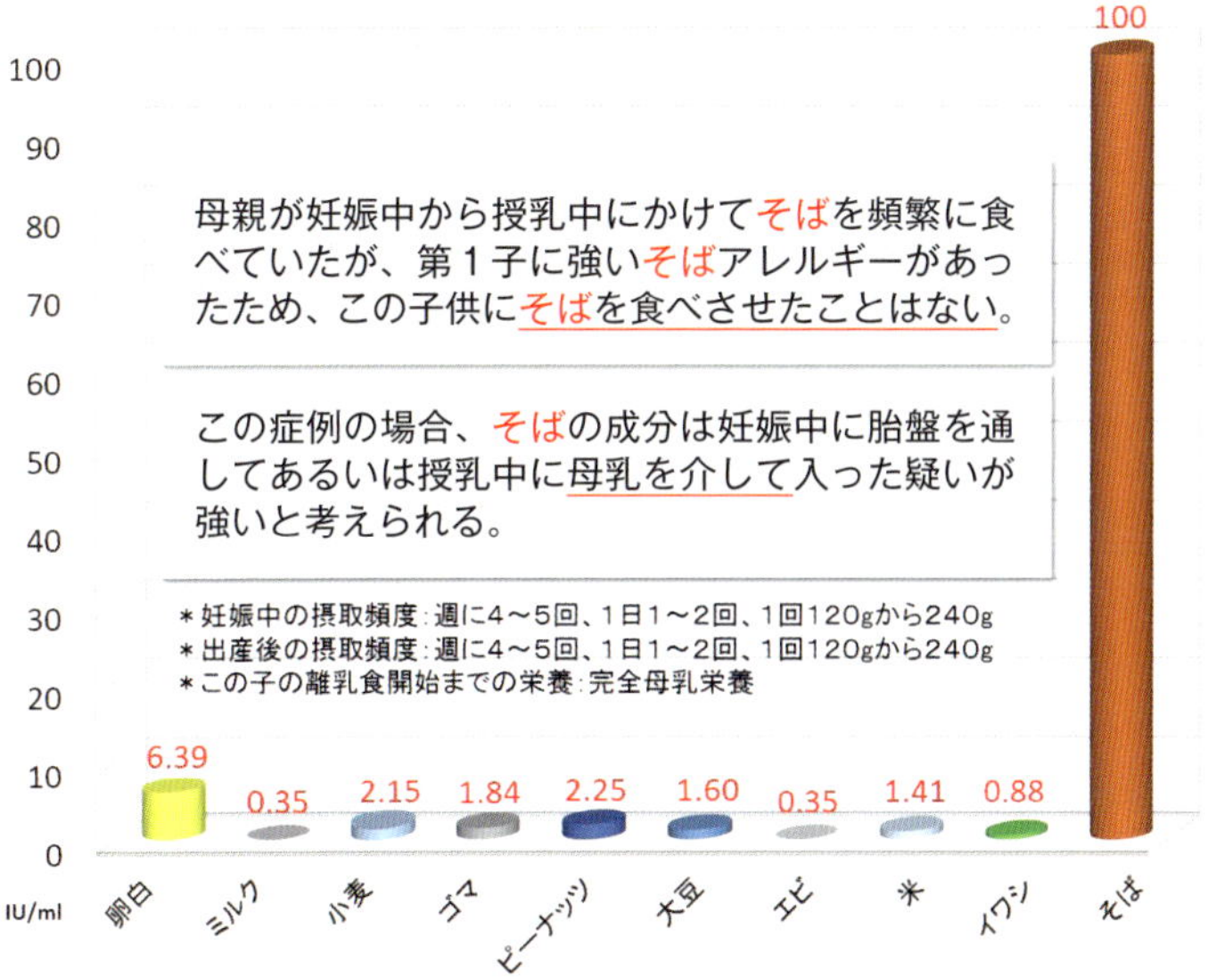

図９　２歳女児の食物アレルギー検査結果

このように、授乳中偏食していた母親から生まれた乳児は、アレルギー検査でもその偏食していた食物が一番強く陽性に出ます。

この結果から私は、

「乳児の食物アレルギーは、母親の授乳中に食べていた食物が関係する」

ということが証明されたと考えました。そうであれば、

「特定の食物のアレルギーは、母親が食べなければ予防できるはずだ」

と仮定して、ある実験をしました。

それは陽性頻度の高い鶏卵と牛乳を母親に制限してもらうという試みです。

その結果、仮定通り卵と牛乳の食物アレルギーの陽性率は下がりましたが、そればかりではなく、「食物アレルギー自体の陽性率が下がった」のです。

これは予期せぬ画期的な出来事でした。またこの実験によって、牛乳は結果にあまり関与しないことが判明したため、次は131頁に示した表5に基づく鶏卵のみの制限で食物アレルギー自体を予防できるのではないかと考えて実験を進めました。鶏卵のみの制限を厳格に守ってもらった結果が図10なのですが、素晴らしいデータが出ました！

通常58・2％の食物アレルギーがなんと21・7％まで下がりました。しかも陽性に出た

乳児の平均値を比べてみると、鶏卵を制限した乳児は食物アレルギーが出ても値が非常に低いばかりではなく、陽性率の順番で3番目の小麦以下の食物には一人もアレルギーが出なかったのです（図11）。

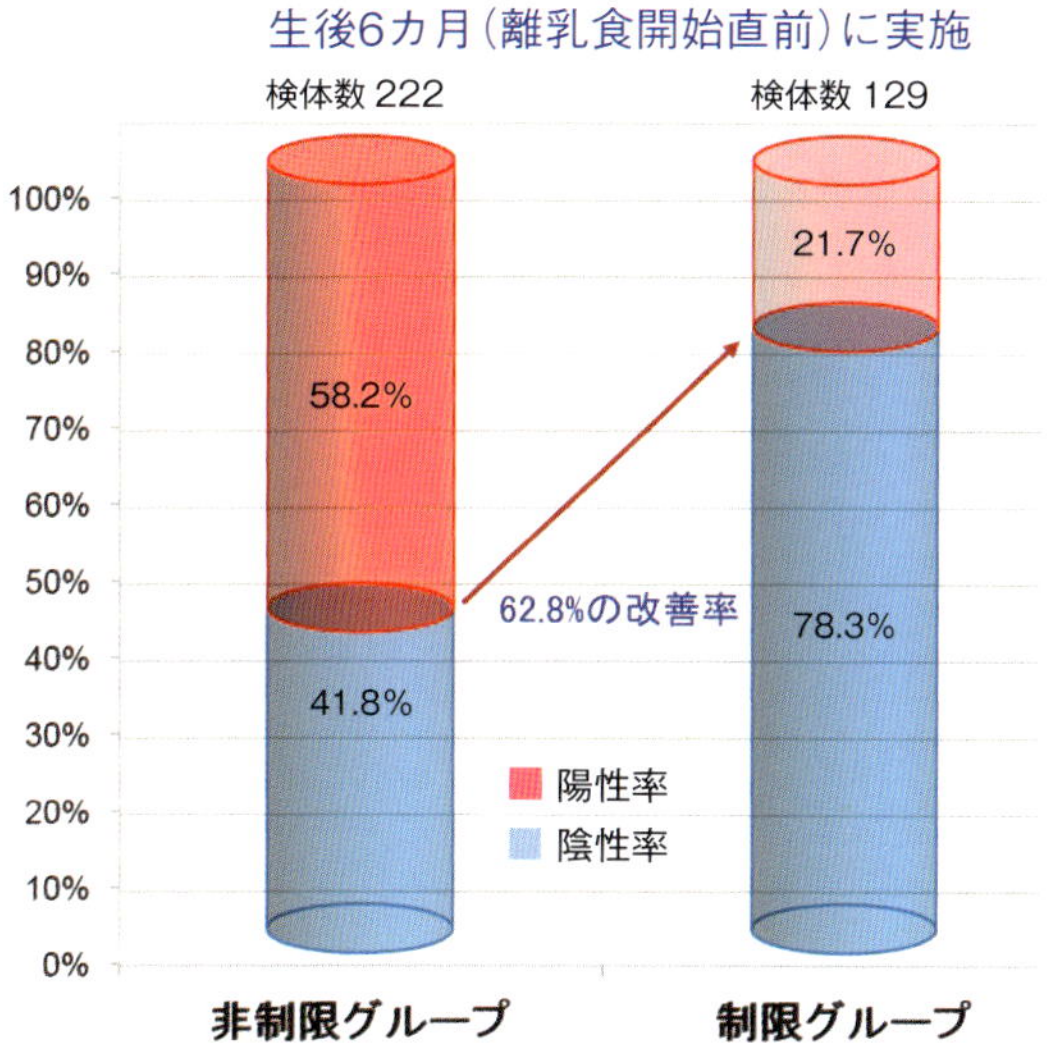

図10　鶏卵の摂取を制限したことによる食物アレルギー陽性率の変化

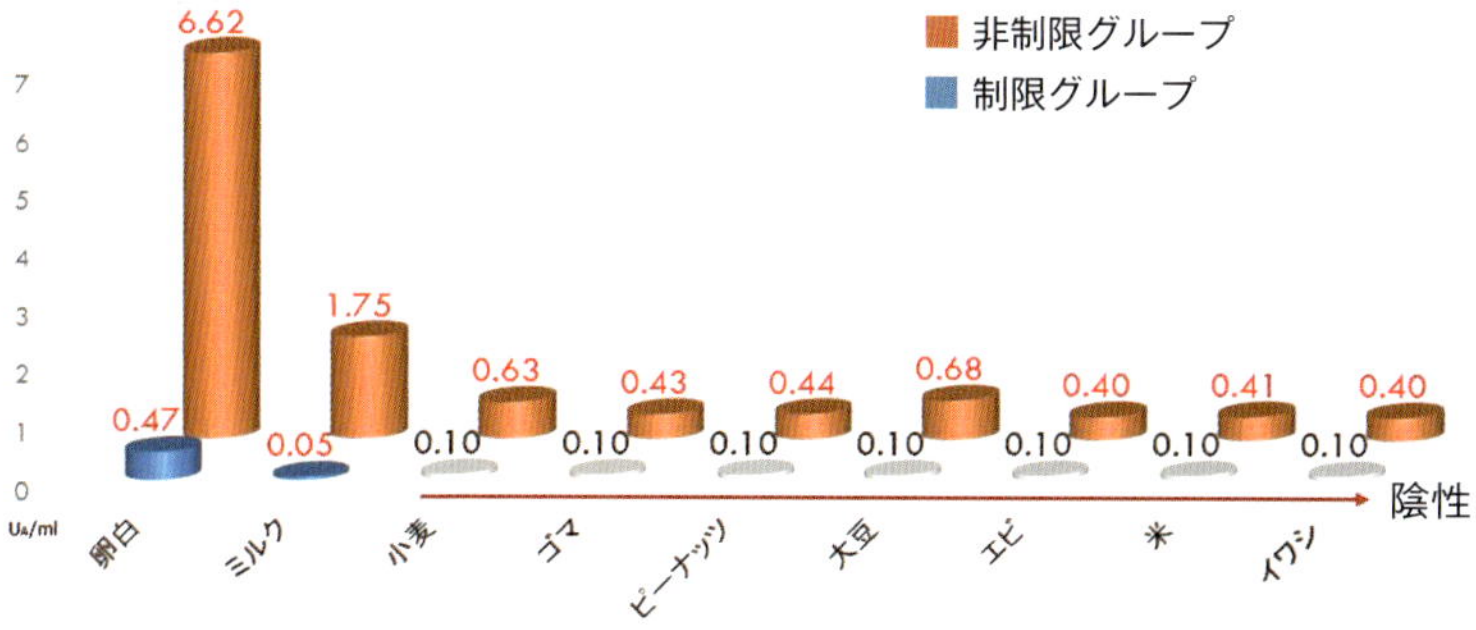

図11　鶏卵を制限したことによる成分ごとの食物アレルギー検査平均値

なお表では小麦以下が0・10となっていますが、これは検査の限界値で、陰性です。検査値0・34以下が「陰性」と規定されています。

この結果を私は2017年の皮膚科学会で発表したのですが、ともかく**鶏卵を制限するだけで、食物アレルギー自体が予防できた**のです。

この結果から、私のクリニックでは今、母親が出産前から食物アレルギーを予防していた乳児の離乳食前の食物アレルギー検査は、「卵白」と「ミルク」と「小麦」の3つのみしか実施していません。

ほとんどの患者さんは食物アレルギー自体が予防できているはずですし、たとえ失敗しても小麦以下の陽性率の低い食物にはアレルギーが出たことがないからです。

ところが母親が出産前から予防していなかった乳児の場合は、どの食物にアレルギーが出るか予想できないため、多くの食物に対するアレルギー検査をしなければならないのです。

卵はどの程度まで制限すべきなのか

食物アレルギーを予防する試みを「食物アレルギー予防プログラム」と呼んでいますが、では具体的には鶏卵をどの程度まで制限すればいいのでしょうか。

卵料理はもちろんのこと、茶わん蒸しやプリン、メレンゲも鶏卵そのものですから当然対象に入りますが、マヨネーズで失敗する人が意外に多いので、マヨネーズも絶対除去してください。

パンなど鶏卵が少ししか入っていない食品は原則除去対象外ですが、経験上一回の食事で合わせて鶏卵1個分以上食べてしまうと、母乳から出てくる可能性が高くなりますので、トータル量にも注意が必要です。詳細は下の表5を参考にしてください。

	分類	代表例
出産直後から厳格に除去すべきもの	生卵	マヨネーズ、メレンゲ
	卵料理	卵焼き、目玉焼き、オムレツ、カルボナーラ
	卵を半分ほど使った料理やお菓子	茶わん蒸し、プリン、卵豆腐
	料理に５グラムほど使用したもの	ハンバーグ、フライや天ぷらの衣
１回に食べる卵の量が１個を超えない程度に	卵を用いたお菓子	クッキー、ケーキ
	卵を使用した製品	ロールパン、中華麺、市販の離乳食
	つなぎに卵を使用した製品	練り製品（かまぼこ等）、ソーセージ、ハム

表５　授乳中の母親が除去すべき卵のメニュー

また初乳が足りなくて粉ミルクを足すことがよくありますが、離乳食開始前に食物アレルギー検査をしてミルクのみ陽性が出た乳児は、初乳前後に通常の粉ミルクを飲んだ場合だけだと判明しました。ただこの現象が起こる確率は数%程度と私は考えていたのですが、先日二卵性双生児の両方にミルクのみ、アレルギー反応が出ました（表6）。

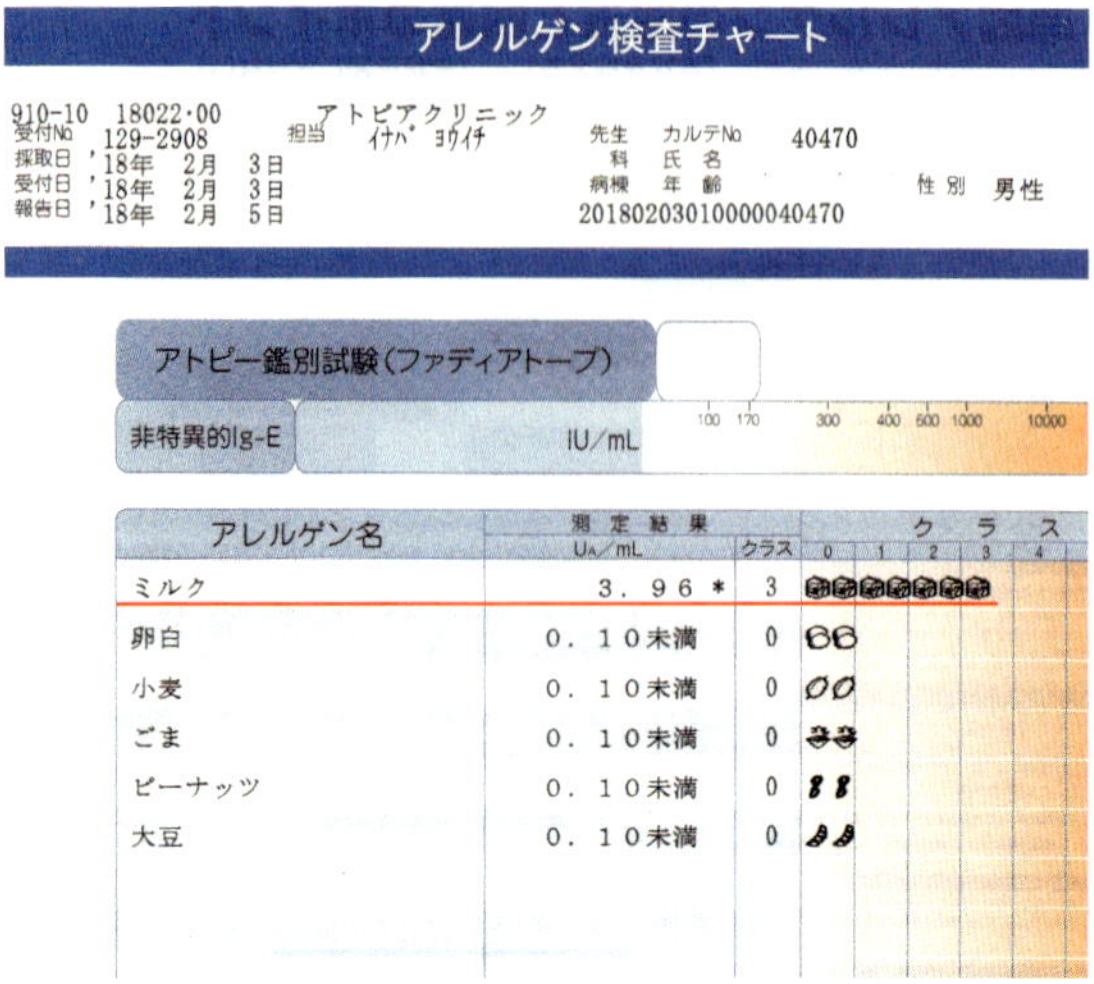

アレルゲン検査チャート

910-10　18022･00　アトピアクリニック
受付No　129-2908　担当　イナバ　ヨウイチ　先生　カルテNo　40470
採取日 '18年 2月 3日　科　氏名
受付日 '18年 2月 3日　病棟　年齢　性別　男性
報告日 '18年 2月 5日　2018020301000040470

アトピー鑑別試験（ファディアトープ）
非特異的Ig-E　IU/mL　100 170 300 400 500 1000 10000

アレルゲン名	測定結果 UA/mL	クラス
ミルク	3．96 ＊	3
卵白	0．10未満	0
小麦	0．10未満	0
ごま	0．10未満	0
ピーナッツ	0．10未満	0
大豆	0．10未満	0

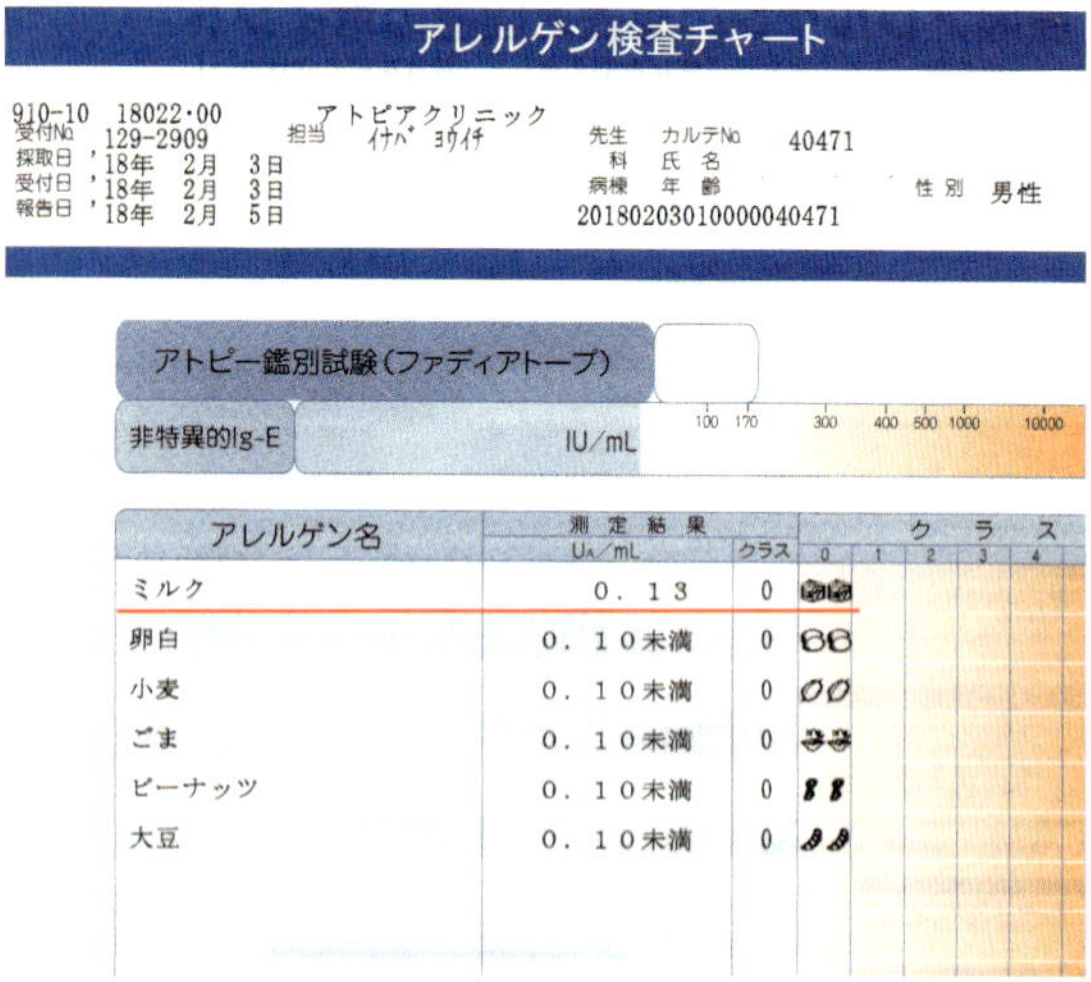

アレルゲン検査チャート

910-10　18022･00　アトピアクリニック
受付No　129-2909　担当　イナバ　ヨウイチ　先生　カルテNo　40471
採取日 '18年 2月 3日　科　氏名
受付日 '18年 2月 3日　病棟　年齢　性別　男性
報告日 '18年 2月 5日　2018020301000040471

アトピー鑑別試験（ファディアトープ）
非特異的Ig-E　IU/mL　100 170 300 400 500 1000 10000

アレルゲン名	測定結果 UA/mL	クラス
ミルク	0．13	0
卵白	0．10未満	0
小麦	0．10未満	0
ごま	0．10未満	0
ピーナッツ	0．10未満	0
大豆	0．10未満	0

表6　二卵性双生児のアレルギー検査結果

母親は出産直前から食物アレルギー予防プログラムを実施していたし、二卵性双生児ですから当然まったく同じ母乳を飲んでいたわけで、この場合の確率は100%ということになります。

じつはこの二人には、初乳が不足した時に本来ならペプチドミルクを飲ませるはずだったのですが、うっかり通常の粉ミルクを飲ませてしまったがために、ミルクに反応が出たと考えられます。

やはりこのようなことが起こらないように、**初乳から母乳が十分出るまでの間の粉ミルクは「E赤ちゃん」もしくは「ミルフィー」などのペプチドミルクを飲ませる**ように指導しています。

それからやはり、同じ食品を多く摂り過ぎず、バランスよく食べることが必要です。特にゴマや魚介類などに注意してください。

離乳食開始後のバナナに要注意

離乳食前の検査は母親の食生活が反映されますが、離乳食開始後はそれに加え乳児に直接食べさせた食物の頻度が反映されます。

一般的に離乳食開始前のアレルギー陽性率が高い食物の順番は卵白、ミルク、小麦ですが、離乳食開始後は卵白、バナナ、ミルクの順に陽性率が高くなります。

なぜだかわかりますか？　そのわけは、離乳食開始後は母親がよくバナナを食べさせるからなのです。皆さんも思い当たるのではないでしょうか。

つまり、離乳食開始後はその子の食生活を加味して検査しなければ、見落としてしまう可能性があるということです。

では食物アレルギーが予防できた子は、生後7カ月から鶏卵を含めたすべての食物を食べていいかどうかですが、食物アレルギーがあっても通常年齢とともに軽快してくるため、離乳食開始時点で食物アレルギーがないのであれば、私は問題ないと思います。

ただし1歳までは消化管が非常に未熟で、消化できないまま食物由来のアレルゲンが消化管を通り抜けて体に入り、アレルギーが起こることも考えられます。とはいえ確率は非常に低いと思いますので、まず大丈夫と考えてください。

今、世の中は、食物アレルギーのある患児にその食物を食べさせて耐性（体がその食物にアレルギーを示さなくなること）を獲得させようとしています。

しかしその治療による副作用で、アナフィラキシーショックを起こしたり喘息を発症したりする可能性があります。実際に２０１７年に全国の医療施設で行った食物付加試験で、アナフィラキシーなど重篤な副作用を起こした症例が少なくとも９例あったと発表され、大きな問題になりました。

もし食物アレルギー自体が予防できれば、そのような危険な治療は意味のないものとなりますので、やはり予防が一番だとおわかりになるでしょう。

ダニやハウスダストに対するアレルギーはどう予防するか

ダニやハウスダストは花粉と同じ「吸入アレルゲン（あるいは抗原）」といいます。

息を吸い込む時に鼻や口から吸入されて体に入るため、そのように呼ばれています。これら吸入アレルゲンも食物アレルゲンと同様にアトピー性皮膚炎の原因ではないかと言われていますが、今まで述べたようにアトピー性皮膚炎は精神的依存症ですから、あまり関係ないことはもうおわかりだと思います。

ではダニやハウスダストに対するアレルギーはどのような病気を起こすかというと、アレルギー性鼻炎、アレルギー性結膜炎、それと喘息がその代表です。

ダニやハウスダストに対するアレルギーはいつごろ獲得するか、どうしたら予防できるかですが、アレルギー検査では通常1歳半頃から陽性になりはじめることが多いようです。

次頁の検査データ（表7）は同じ患者さんで1歳と1歳半で行ったアレルギー検査ですが、1歳では陰性だったダニとハウスダストに対するアレルギーが1歳半では陽性になっています。

さらに138頁の表8のアレルギー検査結果を見てください。

上下とも一卵性双生児の兄弟です。

アレルギーは遺伝因子と環境因子が関係して起こりますが、一卵性双生児の場合、遺伝因子はまったく同じであり、環境因子も原則同じはずですが、上下ともダニのアレルギー

患者名 **1歳0ヶ月** 様 性別 女 科名

年令 1歳 受付No. 5423 担当医 先生

採取日 '04/04/22

カルテNo. 3202 受付日 '04年04月22日 報告日 '04年04月27日

アレルゲン名	クラス	検査成績	単位	陰性	疑陽性	陽性
ヤケヒョウヒダニ	0	0.34 以下	IU/mℓ			
ハウスダスト1	0	0.34 以下	IU/mℓ			
マルチ・上皮	0	0.34 以下	IU/mℓ			
マルチ・カビ	0	0.34 以下	IU/mℓ			
卵白	3	6.82 H	IU/mℓ			
そば	0	0.34 以下	IU/mℓ			
大豆	0	0.34 以下	IU/mℓ			
米	0	0.34 以下	IU/mℓ			
ミルク	0	0.34 以下	IU/mℓ			
小麦	0	0.34 以下	IU/mℓ			

患者名 **1歳6ヶ月** 様 性別 女 科名

年令 1歳 受付No. 5427 担当医 先生

採取日 '04/11/30

カルテNo. 3202 受付日 '04年11月30日 報告日 '04年12月03日

アレルゲン名	クラス	検査成績	単位	陰性	疑陽性	陽性
ヤケヒョウヒダニ	2	2.99 H	IU/mℓ			
ハウスダスト1	2	2.86 H	IU/mℓ			
マルチ・上皮	0	0.34 以下	IU/mℓ			
卵白	3	6.22 H	IU/mℓ			
胡麻	0	0.34 以下	IU/mℓ			
ピーナッツ	2	1.16 H	IU/mℓ			
大豆	0	0.34 以下	IU/mℓ			
ミルク	2	1.29 H	IU/mℓ			
海老	0	0.34 以下	IU/mℓ			
小麦	0	0.34 以下	IU/mℓ			

表7　1歳と1歳半で行ったアレルギー検査結果の変化

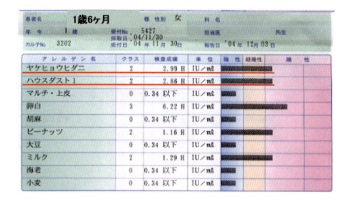

三里木皮膚アレルギー　様　21101　採取日'07/10/30
様　H18/9/7生　男性　**1歳**　日'07/10/30
報告日'07/11/2

検査項目	測定値	単位	基準値
総IgE	-----	IU/ml	170以下*
アトピー鑑別試験	-----		陰性

検査項目	測定値	マルチ判定／シングル判定／CAPクラス／MASTクラス	判定
●シングルアレルゲン			
ヤケヒョウヒダニ	0.34以下	0	☆
卵白	36.00	4	★★★★
ミルク	10.20	3	★★★
エビ	0.34以下	0	☆
イワシ	0.34以下	0	☆
小麦	0.34以下	0	☆
トウモロコシ	0.34以下	0	☆
米	0.43	1	★
ソバ	0.34以下	0	☆
ピーナッツ	0.34以下	0	☆
大豆	0.34以下	0	☆
ゴマ	0.34以下	0	☆

三里木皮膚アレルギー　様　21100　採取日'07/10/30
様　H18/9/7生　男性　**1歳**　日'07/10/30
報告日'07/11/2

検査項目	測定値	単位	基準値
総IgE	-----	IU/ml	170以下*
アトピー鑑別試験	-----		陰性

検査項目	測定値	マルチ判定／シングル判定／CAPクラス／MASTクラス	判定
●シングルアレルゲン			
ヤケヒョウヒダニ	4.31	3	★★★
卵白	19.50	4	★★★★
ミルク	6.39	3	★★★
エビ	0.34以下	0	☆
イワシ	0.34以下	0	☆
小麦	0.56	1	★
トウモロコシ	0.34以下	0	☆
米	1.07	2	★★
ソバ	0.34以下	0	☆
ピーナッツ	0.34以下	0	☆
大豆	0.34以下	0	☆
ゴマ	0.34以下	0	☆

0428-59907-000
三里木皮膚アレ　ギー　様　26222
様　H20/12/1生　女性　11ヶ月
弱溶血

検査項目	測定値	単位	基準値
IgE	164	IU/mL	170以下 *

検査項目	測定値	マルチ判定／シングル判定／CAP/MASTクラス	判定
●シングルアレルゲン			
ヤケヒョウヒダニ	0.34以下	0	☆
卵白	1.75	2	★★
ミルク	1.01	2	★★
エビ	0.34以下	0	☆
イワシ	0.34以下	0	☆
小麦	0.34以下	0	☆
米	0.34以下	0	☆
ソバ	0.34以下	0	☆
ピーナッツ	1.37	2	★★
大豆	0.34以下	0	☆
ゴマ	0.34以下	0	☆

0428-59907-000
三里木皮膚アレ　ギー　様　26221
様　H20/12/1生　女性　11ヶ月
弱溶血

検査項目	測定値	単位	基準値
IgE	1342	IU/mL	170以下 *

検査項目	測定値	マルチ判定／シングル判定／CAP/MASTクラス	判定
●シングルアレルゲン			
ヤケヒョウヒダニ	21.70	4	★★★
卵白	2.96	2	★★
オボムコイド	1.25	2	★★
ミルク	6.19	3	★★★
エビ	0.34以下	0	☆
イワシ	0.34以下	0	☆
小麦	0.34以下	0	☆
米	0.34以下	0	☆
ソバ	0.34以下	0	☆
ピーナッツ	1.61	2	★★
大豆	0.34以下	0	☆
ゴマ	0.34以下	0	☆

表８　一卵性双生児におけるアレルギー検査結果の違い（上下とも）

検査だけに解離（まったく反対の結果）が見られます。

両方とも食物アレルギーに関してはほぼ同じ食物に反応が出ていますが、右側の子供だけダニ（ヤケヒョウヒダニ）に対する検査が陽性になりました。

なぜだと思いますか？　両方の兄弟ともに、あることで環境因子に違いが出たのです。

左側の子供たちは掃除機が怖くて掃除機をかけると逃げていたそうですが、右側の子供たちは逆に掃除機が好きでそれを追いかけていたそうです。

つまり右側の子供たちは掃除機から噴出される空気の中に含まれる多量のダニのアレルゲンを吸い込んでいたために、このような結果になったと考えられるのです。

掃除機の好き嫌いによって一卵性双生児の兄弟の中で僅かな環境の変化が生まれ、それがこの結果につながったと考えられます。

「こまめに掃除をしなさい」は本当に正しいのか

私のクリニックを受診している中に、０歳で既にダニやハウスダストのアレルギー検査が陽性に出ているお子さんが何人かいました。そこで親に掃除の時の様子を聞くと、ほとんどのお子さんが掃除機の後ろをハイハイして付いてくると答えました。

ダニやハウスダストは吸入アレルゲンですから、掃除機のかけ方以外にも掃除機によって空気中に噴霧したアレルゲンを減らす方法を考えなくてはいけませんが、その最も簡単な方法は換気です。

掃除機は子供が他の部屋にいる間にかけてしまい、かつそのあと換気をすることによって、空気中のダニやハウスダストのアレルゲンをかなり減らせるのではないでしょうか。

一般的に患者にダニやハウスダストのアレルギーがある場合、医者は「こまめに掃除をしなさい」とだけ指導することが多いようですが、この結果を見ると掃除の方法までも考慮して指導しなければ、逆効果になる可能性があるということです。

以上のことから、食物アレルギーも、ダニやハウスダストのアレルギーも、遺伝因子より環境因子が大きく作用していることがおわかりでしょう。

つまりアレルギーは遺伝だからどうしようもないというわけではなく、環境因子を調節することで、ある程度症状を緩和できるということなのです。その意味でも住宅環境や食事環境を見直し、それに対する指針を作ることが、何よりも重要だと私は考えています。

厳格なスキンケアをすればステロイドは必要ない

一般の皮膚科医の間では、「従来通りアトピー性皮膚炎の湿疹を治すためにはステロイドを使った方がよい」「いや、副作用が心配なので使うべきでない」、あるいは「免疫抑制剤軟膏（ステロイドの副作用を軽減するために開発された軟膏。タクロリムス軟膏）は安全だ」「いや、危険だ」などと議論が分かれています。

根本的に間違っているのは、病気に対して必要であると医者が判断したら、当然薬は使うべきであり、そのための医薬品情報などは十分提供されていると思います。

薬である以上当然副作用は考えなくてはならないし、だからこそそれを扱う人間には免許が必要なのです（ただしその病気をよく理解していない医者であれば、薬を使うとか使わないとかの前に、その病気の治療をすべきでないのは当然ですが）。

次頁の表9はステロイド外用剤の安全許容量を示したものですが、Ⅲ群以下のステロイドであればかなりの量を使用しても、全身的副作用は問題なく、安全であるということがわかります。

ちなみに表の欄外に記された「ODT」とは、外用剤を塗った部位にサランラップやクレラップなどのPVDCフィルムを巻いて患部を密封する方法で、吸収率が2~3倍上昇します。効果が高くなる反面、副作用もそれだけ強くなるため、使用する時は3分の1の量にするよう記されています。

ただし、局所の副作用である血管拡張や皮膚の菲薄化《ひはくか》（皮膚が非常に薄くペラペラになった状態）、易感染性《いかんせんせい》（バイ菌感染を起こしやすい状態）や多毛などは、少量のステロイド外用剤でも継続的に使

全身性副作用に関して

a）ステロイド外用剤塗布で副腎皮質機能抑制が発生し得る予想量

副腎皮質機能抑制作用の強さの分類	予想量*	
	成人	小児
Ⅰ群	10g/日以上	5g/日以上
Ⅱ群	20g/日以上	10g/日以上
Ⅲ群以下	40g/日以上	15g/日以上

b）安全塗布量の目安

副腎皮質機能抑制作用の強さの分類	予想安全量*	
	成人	小児
Ⅰ群	5g/日以下	2g/日以下
Ⅱ群	10g/日以下	5g/日以下
Ⅲ群以下	20g/日以下	7g/日以下

＊ ODT（密封法）で外用の際は 1/3 の量とする

表9 ステロイド外用剤の安全許容量
（阿曽三樹:PTM,Vol.9,7(6),Aug.1997）より

えば起こる可能性はあります。

いま世間で問題になっている副作用とは、おそらく後者の局所の副作用だと思います。なぜならば全身的副作用を起こすような多量のステロイド外用剤は、保険でも処方し難いし（審査機構からチェックされるため）、患者さんも当然使わないでしょうから。

従来から患者のステロイド恐怖症が、治療する側に大きな障壁となっていますが、それはほとんどが皮膚科でない医者がステロイド軟膏を誤って使い、その結果重大な副作用をだしたりして世間一般で問題になったからであり、皮膚科専門医であればその点は十分理解しているので問題ないはずです。

もちろん医者が十分説明していたにもかかわらず、患者さんが勝手に「ステロイドはよく効くから」と言って使い続けた結果、副作用が出て問題になった例も多々あります。

しかし、患者側から「ステロイドは使わないでほしい」と言われると、その要求を呑んでその場しのぎの当たり障りのない外用剤を処方している例も多々見かけます。

これでは絶対アトピー性皮膚炎なんて治せないし、皮膚科専門医である以上、絶対的原則「アトピー性皮膚炎患者のためのベストの治療を提供し、可能であれば完治させる」を忘れてはいけないと思います。

私も症状によっては当然ステロイドを使いますが、ステロイドのすばらしさも怖さも熟知しているつもりなので、必要最低限の使用にとどめています。

ただし厳格なスキンケアをすれば、ほとんどステロイドは必要ないと考えているので、一人当たりの使用量は一般的な皮膚科の数分の一程度だと思います。

実際に私の場合、小児に対してはステロイド軟膏を使ったとしてもⅣ群の一番弱いステロイドを、症状によって2倍から50倍程度に薄めています。前にも述べましたが、ステロイドを使ってもアトピー性皮膚炎を治すことはできないからです。

最近話題になっているアトピー性皮膚炎の治療で、「湿疹がない時でも湿疹があった部位に定期的（週に2日ほど）にステロイドを塗る」プロアクティブ療法があります。

なぜ、そのような暗中模索的治療が必要なのでしょうか。湿疹様病変はストレスが掛かった時に掻いてできるため、掻かない時にもステロイドを塗る必要がある、というのでしょうか。

今までの話でもうおわかりでしょうが、上記の「湿疹がない時でも湿疹があった部位」とは掻きグセが付いている部位のことです。私は、予測して掻かせなければ、そのような必要はないと思います。

20～30年ほど前のアトピー性皮膚炎の治療は、湿疹部分にステロイド軟膏を塗って症状を抑える「対症療法」でしたが、その治療に対して世間一般から批判があり、ステロイド拒否患者が増えたのはご存じの通りです。

プロアクティブ療法もステロイドを塗って症状を出させない「対症療法」と言えるのではないでしょうか。どこが違うかといえば、湿疹ができる前に、湿疹があった部位に予防的にステロイドを週に1日から2日だけ塗るというところだけです。

プロアクティブ療法も決してアトピー性皮膚炎を治しているのではなく、ステロイドで症状を抑えているだけなので、中止するとまた徐々に再発してきます。もちろん治癒など望めるはずもありません。

このようにアトピー性皮膚炎の治療に関しては、いまだ試行錯誤の状態であると言えます。

保湿剤とステロイドの混合は副作用の危険あり

保湿剤はエンハンサー（薬剤の効果を増強させる作用のある物質）として働きます。

したがってエンハンサーである保湿剤を他の薬剤と混合すると、その吸収率がアップするため、当然薬剤の効果が強くなりますが、そのぶん副作用も強くなります（図12参照）。

特に注意しなければならないのは、劇薬との混合です。ステロイドなどはそのよい例で、たとえば尿素やヘパリン類似物質軟膏などと混合すると効果が数倍強くなります。

それらの保湿剤でステロイドを薄めたつもりが実は強力にしてしまい、その結果予期せぬ副作用が出てしまうということになりかねません。

マウスを使ったこの研究結果は非常に重

ステロイド外用剤と保湿剤を1：1で混合希釈したものの方が、ステロイド外用剤単独よりもステロイドの皮膚透過性が強くなっている

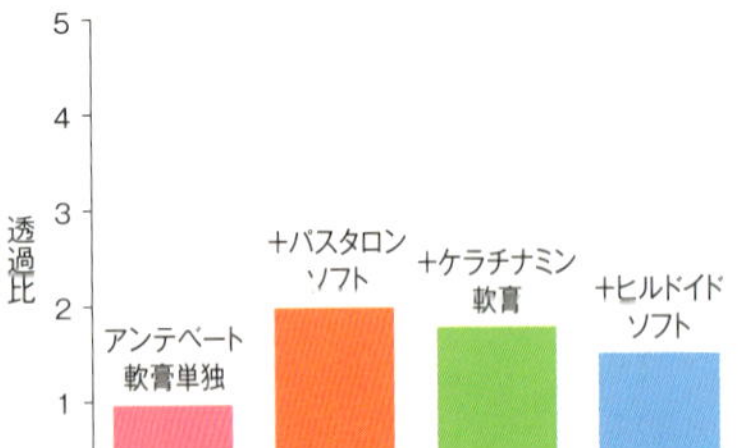

ステロイド（アンテベート軟膏）単独と、ステロイドに尿素軟膏などの保湿剤を混ぜた後の皮膚透過比

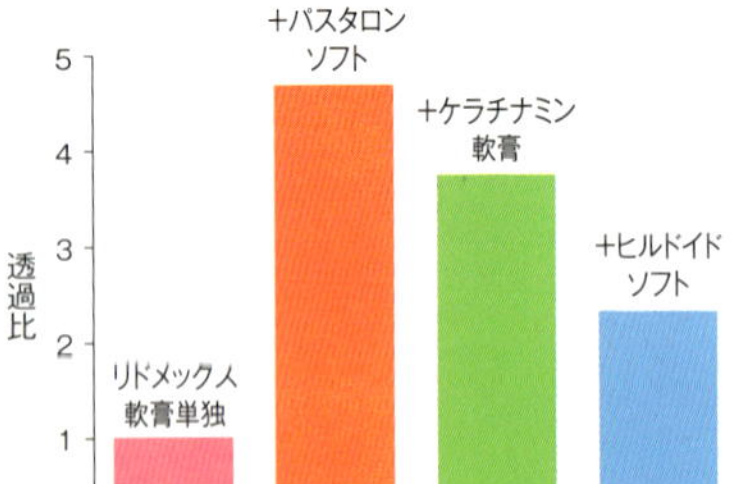

ステロイド（リドメックス軟膏）単独と、ステロイドに尿素軟膏などの保湿剤を混ぜた後の皮膚透過比

図12　ステロイド単独と保湿剤を混ぜたものの皮膚透過比
（大谷道輝:Jpn.j.pharm.Health Care Sci.29,1,1,2003）より

要であり、ステロイド軟膏を頻繁に使用する我々皮膚科医は当然理解していますが、皮膚科専門医以外の医者は知らないことも多いので注意してください。

弱いステロイドでも、部位によっては副作用が出る

外用剤を皮膚に塗布する場合、注意しなければならないことがあります。

それは軟膏成分の皮膚からの吸収率は皮膚であればどこでも同じということではなく、部位によって大きく異なるということです。

次頁の図13は外用剤に含まれる主成分が皮膚を通して吸収される量について、前腕内側を基準の1として他の部位を数値化したものです。図のように同じ外用剤でも、陰部に塗った場合は前腕内側の42倍吸収されるわけですから、注意が必要です。

皆さんが皮膚科を受診した際に、部位によって軟膏を分けて渡されることがあると思いますが、それは部位によって吸収率が違うことを考慮して処方してあるためで、効くからといって使う側が勝手に変えないことです。

弱いと考えられているタイプのステロイド軟膏でも、部位によっては副作用が出てしまうことになりかねないので、薬は医者を信じて指示通り使いましょう。

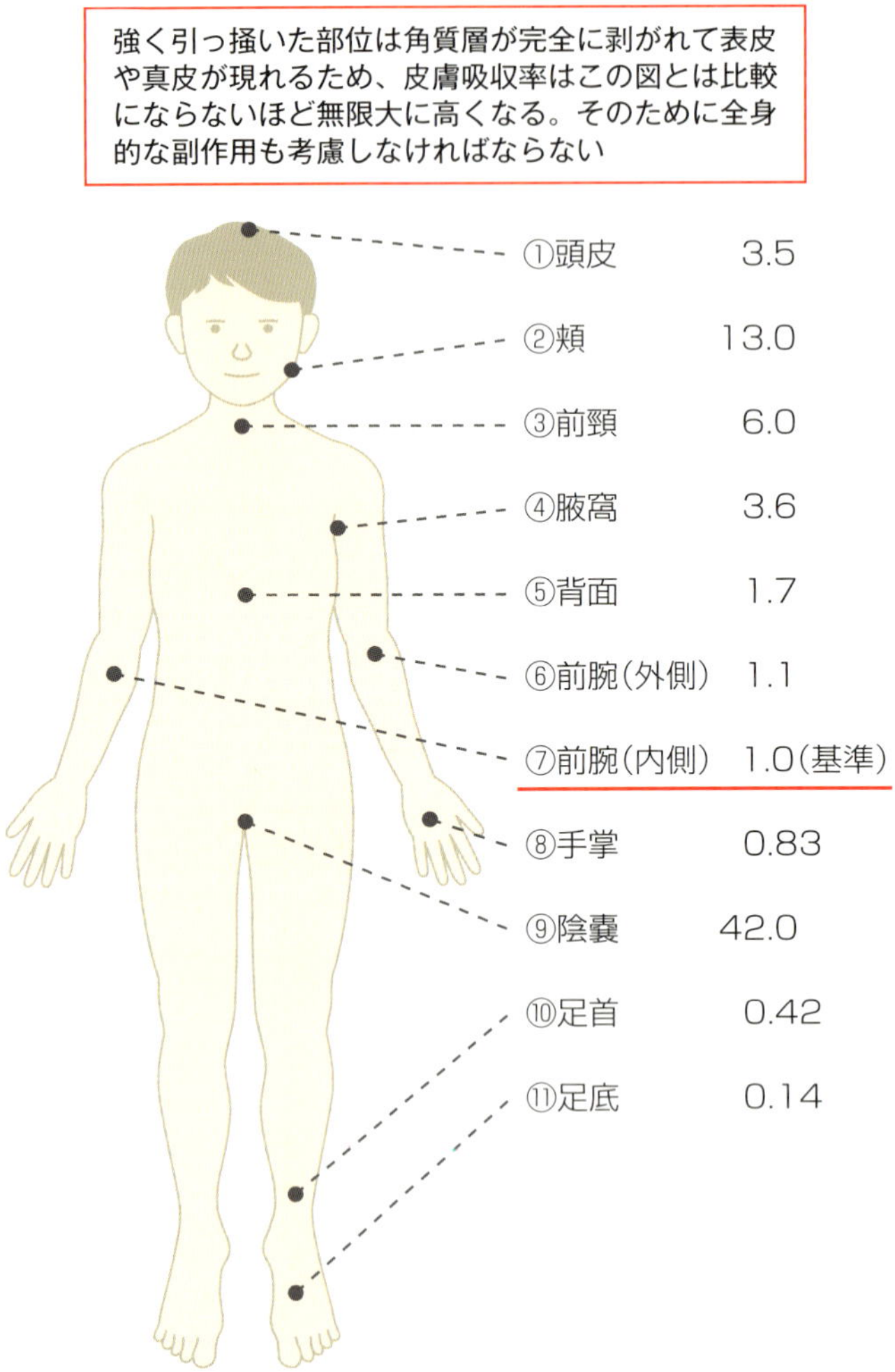

図13　ステロイド外用薬が皮膚を通して吸収される量(部位別)
(Feldman RJ et al:J Invest Derm 48:181,1967)より

第5章

アレルギーを起こす仕組み

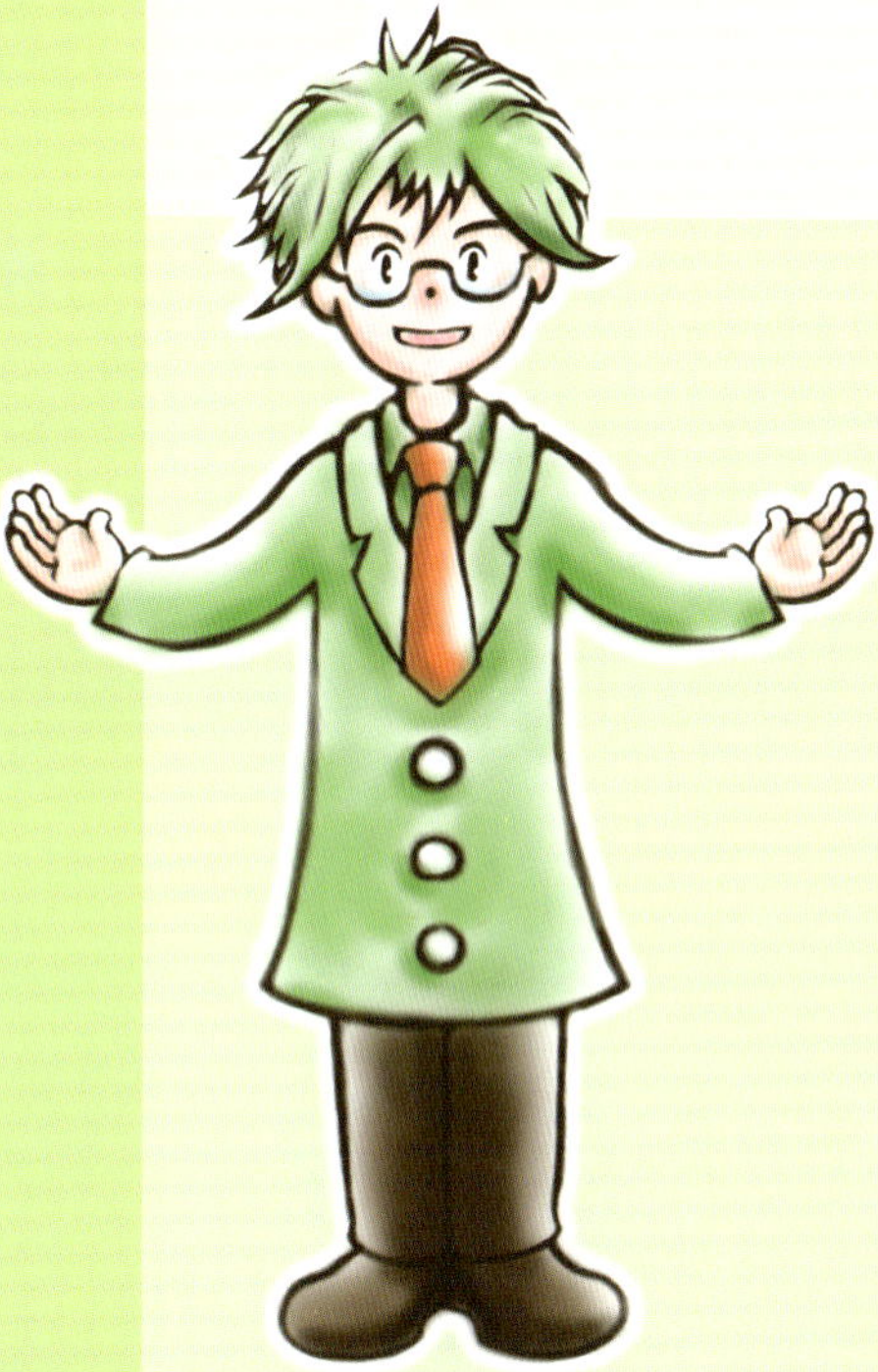

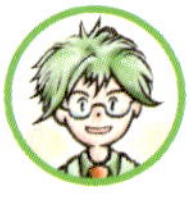

アレルギーを起こす物質は皮膚から入らない

アレルゲン（アレルギーを起こす物質）は通常粘膜（口、鼻、目など）から体に入ると言われています。

皮膚表面には角質層という強力なバリアがあり、それによって外からの色々な物質の侵入を防ぎます。バリアは小さな分子は通すのですが、「分子量3000を超える大きな物質は通さない」ということは、医学では常識中の常識です。

しかし例外もあります。それは角質層を含め表皮が剝がれるような大きな皮膚のダメージを受けた時、たとえば怪我や強く引っ掻いてそこが「びらん（ただれた状態）」あるいは「潰瘍《かいよう》」の状態になった時などです。

この場合のみ、皮膚からアレルゲンのような分子量の大きな物質が入ることがあるのです。通常アレルゲンは粘膜を通して体に入りますので、それを前提として考えなければならないのですが、最近の風潮は「例外」を「通常」のように考えているようです。

つまり「びらん」や「潰瘍」の状態時だけの特例をもって、常に皮膚からアレルゲンが入るような報告を多く目にします。その理由は以下に挙げるように、色々な事件が起こったからなのでしょう。

発端となったのは海外での報告ですが、赤ちゃんのオイルマッサージに含まれる成分に対して、その赤ちゃんにアレルギーが出た事件で、一部のマスコミや学会でも騒がれました。しかし赤ちゃんの日常行動を考えれば、そのアレルゲンは口から入ったのであって、皮膚から入ったのではないと考えるべきでしょう。

赤ちゃんは日常的によく手ばかりではなく足も舐《な》めます。オイルマッサージは当然手にも足にもオイルを塗るため、その赤ちゃんは舐めてしまい、オイルの中のアレルギー成分が体に入っただけだと思います。

「絶対皮膚から入った」と言いたいのであれば、手足を舐めなくなった年齢の児童で、しかも通常触らないような部位にそのオイルを塗っても同じことが起こるかどうか検証すべきです。そのような証明ができなければ、「皮膚から入った」と言ってはいけないと思います。

また小麦粘土で遊んでいた児童がアナフィラキシーショックを起こした事件もありました。これも小麦成分の付いた指を児童が舐めたり、その手で目をこすったりしたことで、皮膚からではなく粘膜から入った可能性の方が高いと思います。

マスコミで話題になった小麦成分の入った石鹸も同様に、顔を洗った時に皮膚からではなく、唇（あるいは目や鼻）の粘膜から体に入った可能性が高いと思います。

医学の前提である「皮膚からはアレルゲンのように分子量の大きな物質は入らない」を念頭において、私は物事を考えるべきだと思うのです。前提を無視してはすべての原理が成り立ちません。

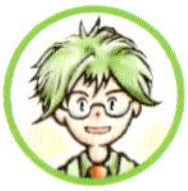

花粉症は体に入った花粉の量で発症したり収まったりする

私は、食物アレルギーが予防できることを学会発表で示しましたが、世の中は「また？」と思うようなことを言っています。

学会報告の主流は、食物アレルギーに関して、

「消化管はそれを抑える（寛容）方向で機能し、皮膚から入った食物アレルゲンはアレルギーを起こす（感作《かんさ》）方向で働く」

という考えです。

つまりアレルギー反応（感作と寛容）は、アレルゲンの侵入ルートによって規定されているると言っているのです。

しかし私は、

「アレルゲンの主な侵入ルートは粘膜」

であり、

「アレルギーにおける感作と寛容のスイッチの切り替えは、アレルゲンの侵入ルートではなく、その量で決まる」

と考えていて、減感作《げんかんさ》療法がその良い証拠であると言えます。

アレルギー性鼻炎、通称花粉症を例にとって説明します。

花粉症で有名なアレルゲンは「スギ花粉」ですよね。スギ花粉に対してアレルギーを起こすのはそれを吸い込んだから、つまり鼻の粘膜から入ったスギ花粉がアレルギーを起こすことに関与したわけで、これを「感作」されたと言います。

この場合、鼻の粘膜がスギ花粉の侵入経路になったのですが、先ほどの「皮膚から入ったアレルゲンがアレルギーを起こす（感作）方向で働く」という理論からすると、皮膚を通してスギ花粉が入って花粉症になったことになります。そんなことを考えている耳鼻科の先生はいないはずです。

ここで減感作療法とはどのような治療法なのかを説明すると、スギ花粉から抽出したアレルゲンを非常に低濃度、皮下注射します。それを1週間ごと繰り返しながら、注射液に含まれるスギのアレルゲン濃度を上げていきます。

それがある濃度以上になるとアレルギーを起こす方向（感作）から抑える方向（寛容）に体の免疫のスイッチが入れ替わります。

そうなるとアレルギーが抑えられ、スギ花粉に対してアレルギーを起こさなくなります。これを減感作療法といって、今も耳鼻科では行われている治療です。

最近の減感作療法は、注射ではなく食パンにスギ花粉から抽出したアレルゲンを含ませ、それを舌の下に置き、そこの粘膜からアレルゲンを吸収させる治療に代わってきています。

つまり花粉症はスギ花粉が鼻の粘膜から侵入し体内に入って起こるけれど、減感作療法によって侵入ルートに関係なく、体に大量のスギ花粉由来アレルゲンを入れれば、スギ花粉症を抑えることができるということになります。

これからもわかるように、スギ花粉症は体に入ったスギ花粉の量によって発症したり収まったりするのであって、スギ花粉の侵入ルートは関係ないと既に証明済みなのです。

私が実験で食物アレルギーを予防できた理由

食物アレルギーも消化管粘膜を舞台にアレルギーが起こっているわけで、アレルゲンの侵入経路ではなく、その量がアレルギー反応のスイッチを切り替えているはずです。

食物アレルギーは「食べて起こる」のであって、それゆえ私の実験は「食べさせなかった」からこそ、予防できたのです。

食物アレルギーのある子どもに、その食物を食べさせることによって食物アレルギーを抑える方向（寛容）に向かわせる治療が今行われていますが、それはアレルゲンが多くなったことでスイッチが抑える方向に切り替わっただけです。「皮膚が感作、消化管が寛容」と分けて考えている今の理論には、おおいに???です。

私が独断と偏見で考えた、以下のアレルギーの仕組みをみてください。

感作と寛容はアレルゲンの量的なもので決まります。

私が食物アレルギーを予防できたのは、感作が起こるにもある程度のアレルゲンが必要なため、実験ではアレルゲンの量をそれ以下にしたからです。

実験は感作に必要なアレルゲンの最低量、つまり「感作閾値《いきち》」の存在を証明したと考えています。もともと寛容の閾値はわかっているから減感作療法は成り立っているわけですが、この感作の閾値の存在は理解されていても、まだ実験では確認できていなかったと思います。

下の図14を見て下さい。図は小腸の粘膜を例にとったものですが、鼻の粘膜や目の粘膜においても同様です。青の部分がアレルギーを抑える寛容領域で、この領域内にアレルゲン量が一定期間あればアレルギーが収まるわけです（ケースC）。

ピンクの部分がアレルギーを起こす感作領域で、この領域内にアレルゲン量が

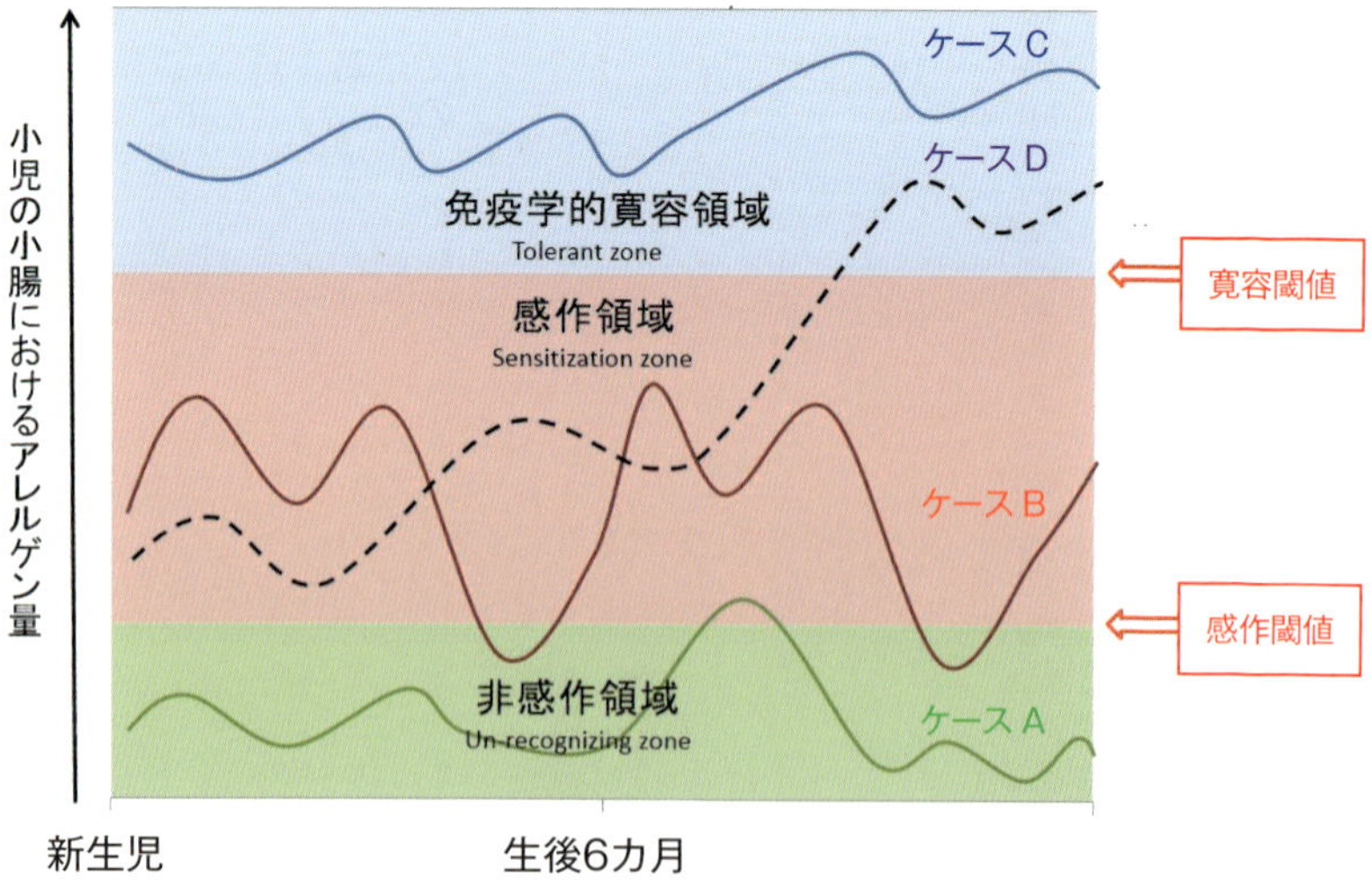

図14　小児の小腸におけるアレルゲン量と感作との関係
（食物アレルギーにおける二重閾値理論）

あればアレルギーを起こします。

その下の緑の部分が非感作領域で、この領域であればアレルゲンが存在してもアレルギーを起こしません（ケースA）。

ピンクと緑の境界が今度発見したと思っている「感作閾値」であり、今回の実験で食物アレルギーを予防できたのは、鶏卵を含めすべての食物由来アレルゲンの量をこの「感作閾値」以下にできたからだと考えています（ただし偏食しない限り、通常の食生活では鶏卵以外の食物アレルゲンはほとんど母乳中に出てこないので、鶏卵の摂取制限だけで食物アレルギーが予防できたのですが）。

ケースBが通常のアレルギー発症のグラフで、感作領域の量のアレルゲンが体内に入ることによって、アレルギーが起こります。

ケースDは食物負荷試験（スギ花粉症における減感作療法も同じ）を行った患者さんのアレルゲンの量をグラフに示したものです。感作領域にアレルゲンがある間に感作されてアレルギーを発症するものの、治療過程でアレルゲンの量を寛容領域にまで引き上げるとアレルギーが抑えられ、症状が出なくなります。

今回この「感作閾値」の存在を確認できたので、次はその閾値の正確な値（起こすか起こさないかのギリギリの値）を知ろうとして実験しました。

授乳中の母親に卵を1回の食事で1個ないし2個食べていただき、時間ごとの母乳中の鶏卵由来アレルゲンを測定し、予防できるラインを探そうとしましたが、実験に使う試薬の質が良くなくて失敗しました。

再チャレンジしたいのですが、個人の開業医では限界があり悩んでいます。これが実現すれば授乳する前に母乳中のアレルゲンの量を測って、高ければその時だけは母乳を与えないようにすれば、確実に食物アレルギーを予防できるわけです。

いつの日かその検査キットが作れればと思っています。もしそれが実現できれば、食物アレルギーの予防ももっと簡単にできるようになり、世の中から食物アレルギーをなくせる日も来るかもしれません。

なおこの原理が正しければ、特定のアレルゲンに対してアレルギーを起こさないように最初から免疫学的寛容を起こさせることも理論的には可能であると言えます（ケースC）。

つまりスギ花粉やダニ・ハウスダストに対するアレルギーの耐性を減感作療法で獲得させるのではなく、最初から予防できるということです。これを将来実現させるためにも、日々の診療や研究に励みたいと、私は思っています。

水イボに効果的で副作用のない軟膏

最後に、私が開発した二つの軟膏について説明させてください。

２０１６年2月の皮膚科学会で私は、「銀イオン配合抗菌軟膏の伝染性軟属腫への臨床試用」という演題で学会発表をしました。

これは銀イオンを使った新しい水イボ専用のつけ薬のことです。

水イボはウイルス感染症ですが、学童期にはほぼ全員免疫ができるため、放置しても自然に治りますが、他人への感染の問題から保育園などでは敬遠されています。親に対して治療するように指導しているところが多いようです。

しかし水イボに対する特効的な治療薬は現在のところ存在しないため、通常はピンセットでむしり取るという原始的な治療が最もポピュラーなのです。

対象患者が乳幼児であり非常に痛みを伴うため、処置が難しく、我々医師としてもできれば避けたい治療法です。

その他にはトリクロロ酢酸、カンタリジン、トレチノイン、イミキモドクリームなどの薬剤を塗ったり、液体窒素療法を応用したりしていますが、今まで決定的な治療法が存在しませんでした。

そのような状況の中、高濃度の銀イオン水を手に入れることができたため、その抗菌作用に注目し、それを水イボの治療に応用してみました。

銀イオンは、アリゾナ大学など種々の研究施設でその抗菌効果が実証されていて、細菌、真菌、ウイルスに対して数ＰＰＭ程度の低濃度で効果があり、かつ耐性菌の心配がほとんどないことが報告されています。

そこで今回のような抗菌力の強い銀イオン水であれば、水イボにも効くだろうと考え使ってみたところ、下の表のように好結果が得られたため、学会発表した次第です。３カ月間の実験結果では、

治療期間	0〜1カ月未満	1〜2カ月未満	2〜3カ月未満	計
治癒症例数	6症例	28症例	34症例	68症例
治癒率	7.1%	33.3%	40.5%	81%

※３カ月を超えて治癒した症例は自然治癒扱いとした。
観察部位以外の皮疹が同時に消えた場合も自然治癒として除外した。

表 10　銀イオンによる水イボ治癒の症例数

84症例中68症例が治癒し（治癒率は約81％）、治癒までの平均日数は約58日でした。

この治療は皮膚刺激などなんら副作用がなく安全で、1日2回患部に塗るだけでよく、非常に有用性の高い治療法と言えます。

現在、当クリニックでは原則放置させて、自然治癒させるように患児の親には促していますが、どうしても早く治したいという方には実費でお分けしています。

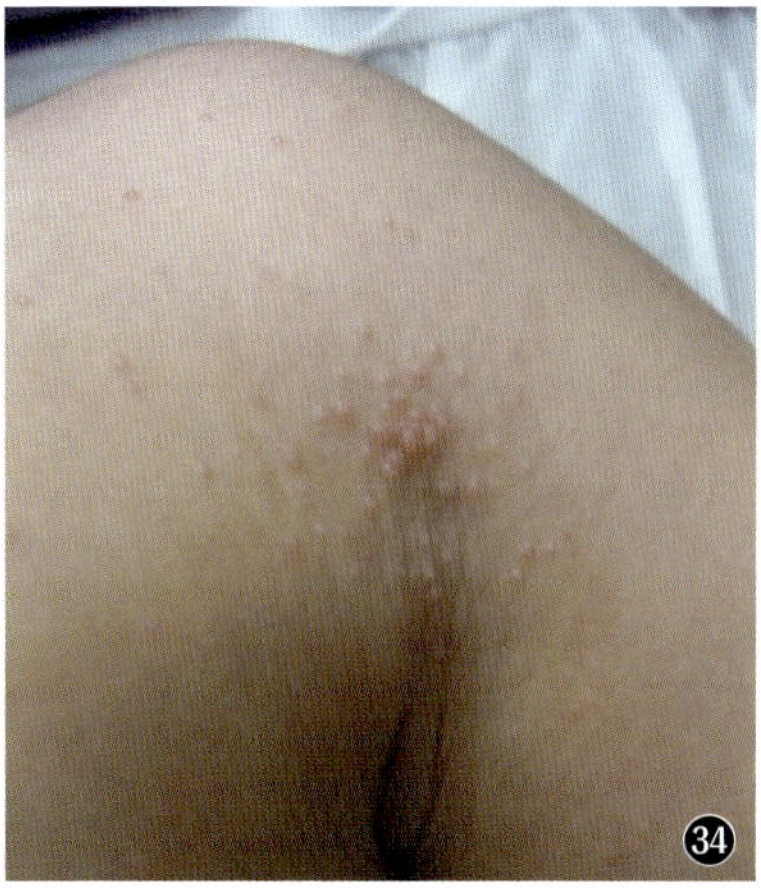

34 脇に大小無数の水イボができている。この状態では通常のむしって取る治療は難しい

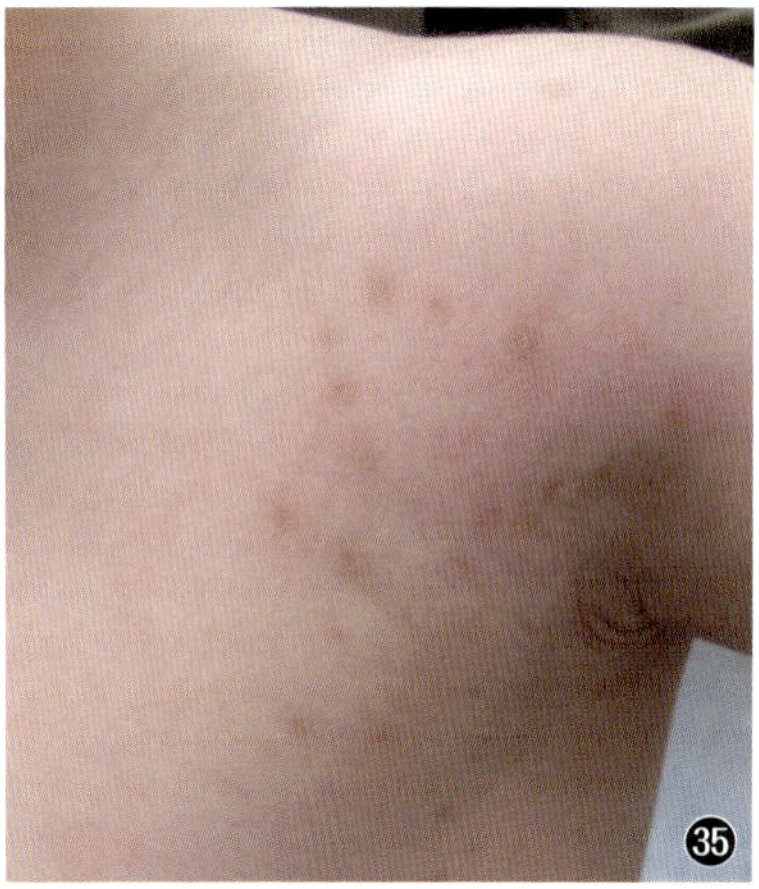

35 銀イオン水による治療を行った結果、約2カ月で治癒に成功

弱いステロイドと同等の効力もつ「銀サクラン軟膏」

これは２０１６年の６月と10月に皮膚科学会で発表した、ステロイドに匹敵する作用を持ちながら副作用がない安全な皮膚疾患治療用軟膏のことです。

軟膏の主成分はサクランと銀イオンです。

じつは私が住む熊本でのみ、地下水を使って養殖されている「スイゼンジノリ」（写真㊱、㊲）という日本固有のラン藻があります（野生株は絶滅したといわれています）。江戸時代には幕府への献上品であり、現在まで高級食材として使われ、胃腸に良いと健康食品としても注目されているものです。

サクランとは、そのスイゼンジノリから抽出した繊維構造の物質で、ヒアルロン酸の５倍を越える驚異の保水力（図15）と強力なバリア機能およびステロイドのような抗炎症作用があります。

この「銀サクラン軟膏」は、サクランの抗炎症作用によって炎症を抑えつつ、強力なバリア機能によって創部を保護し、かつ銀イオンによって創部の感染を抑制するため、通常

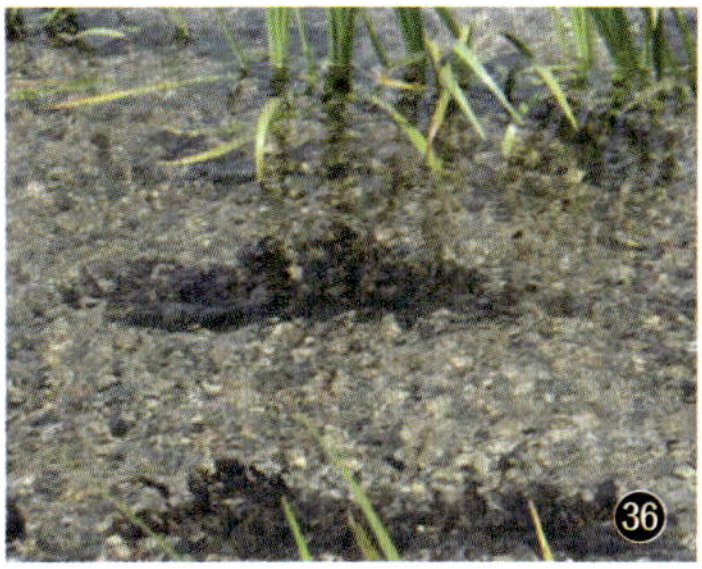

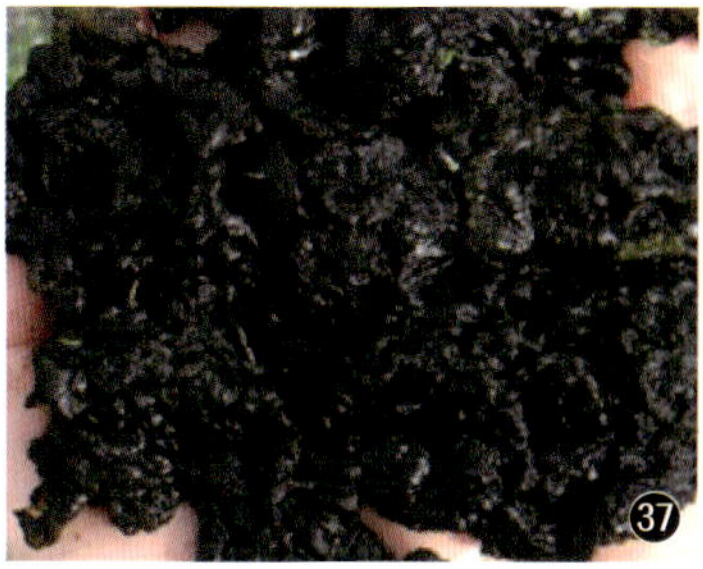

熊本の地下水で養殖されている日本固有のラン藻「スイゼンジノリ」

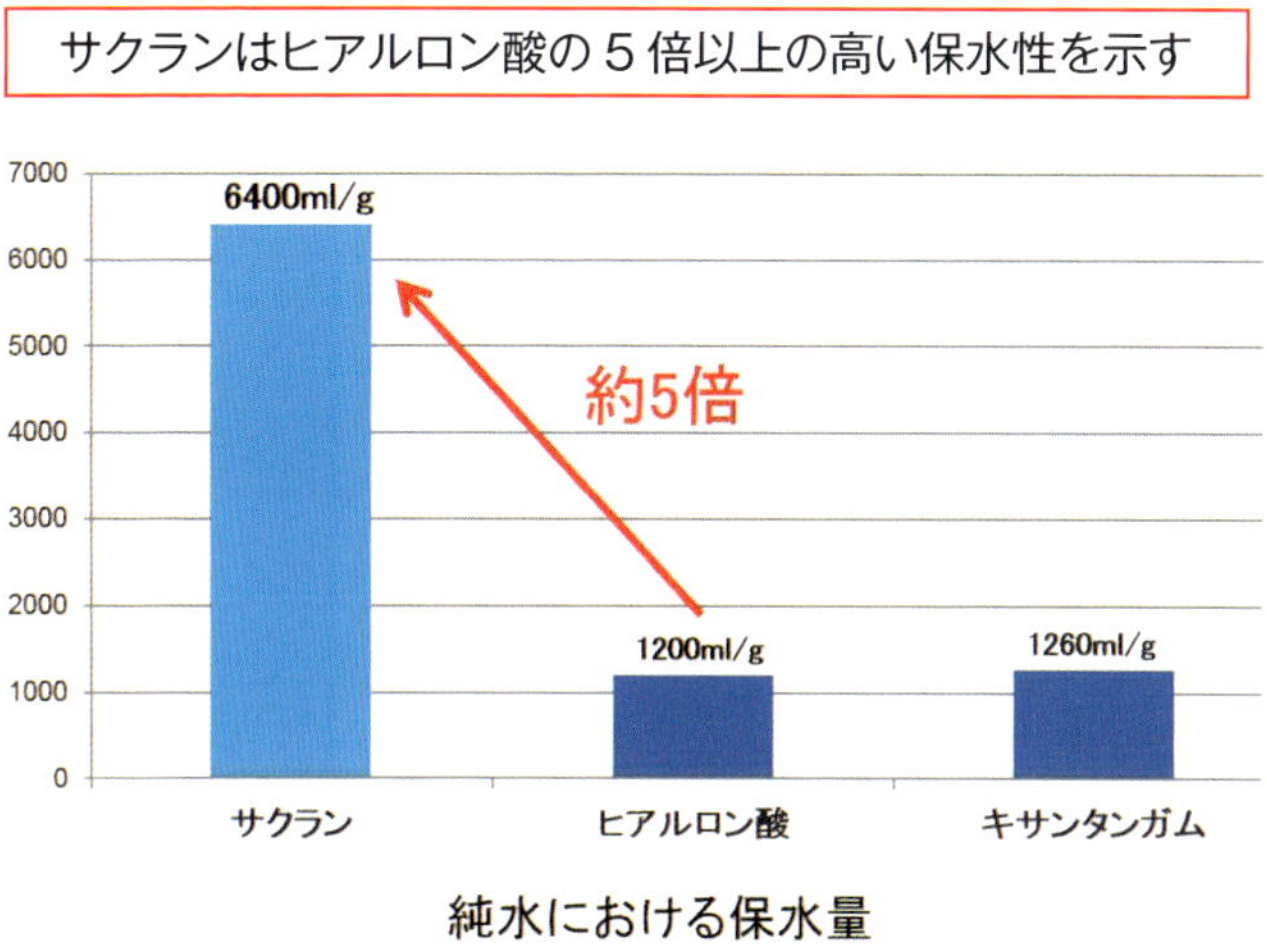

図 15　サクランとヒアルロン酸など保湿物質との保水量の比較

の湿疹だけではなく、ステロイドが使えない感染を伴った皮膚疾患にも使用できる万能の外用薬と言えます。

この銀サクラン軟膏を使って臨床試験を実施し、学会で報告したデータを次頁に示します。図16の臨床効果では、「オムツかぶれ」「掻き傷・ブツブツ」など3つの皮膚の状態に対してすべてに約90％前後の効果があり、総合評価では「効果が少しでもあった」と感じた患者さんは97％と非常に高く、悪化したケースは0でした。

特に注目すべきは図17です。Ⅳ群のステロイドである酪酸クロベタゾン軟膏をワセリンで2分の1に薄めたものより効果が強いと答えた患者が約12％、同等と答えた患者は約68％、つまり同等以上が80％という驚くべき結果が得られました。

この結果を踏まえ、既存のステロイド軟膏と強さを比較した場合にランキングのどの辺りになるかを検討した結果、「Ⅳ群ステロイドより若干弱いが、Ⅴ群よりは強い」と推定しました。

この非ステロイド軟膏はあくまでも強いステロイドの代わりになるものではなく、弱いながらも湿疹を抑える効果があり、それでいて副作用がないため、乳幼児や成人の顔面の湿疹など副作用が問題になる症例に対して開発されたものです。

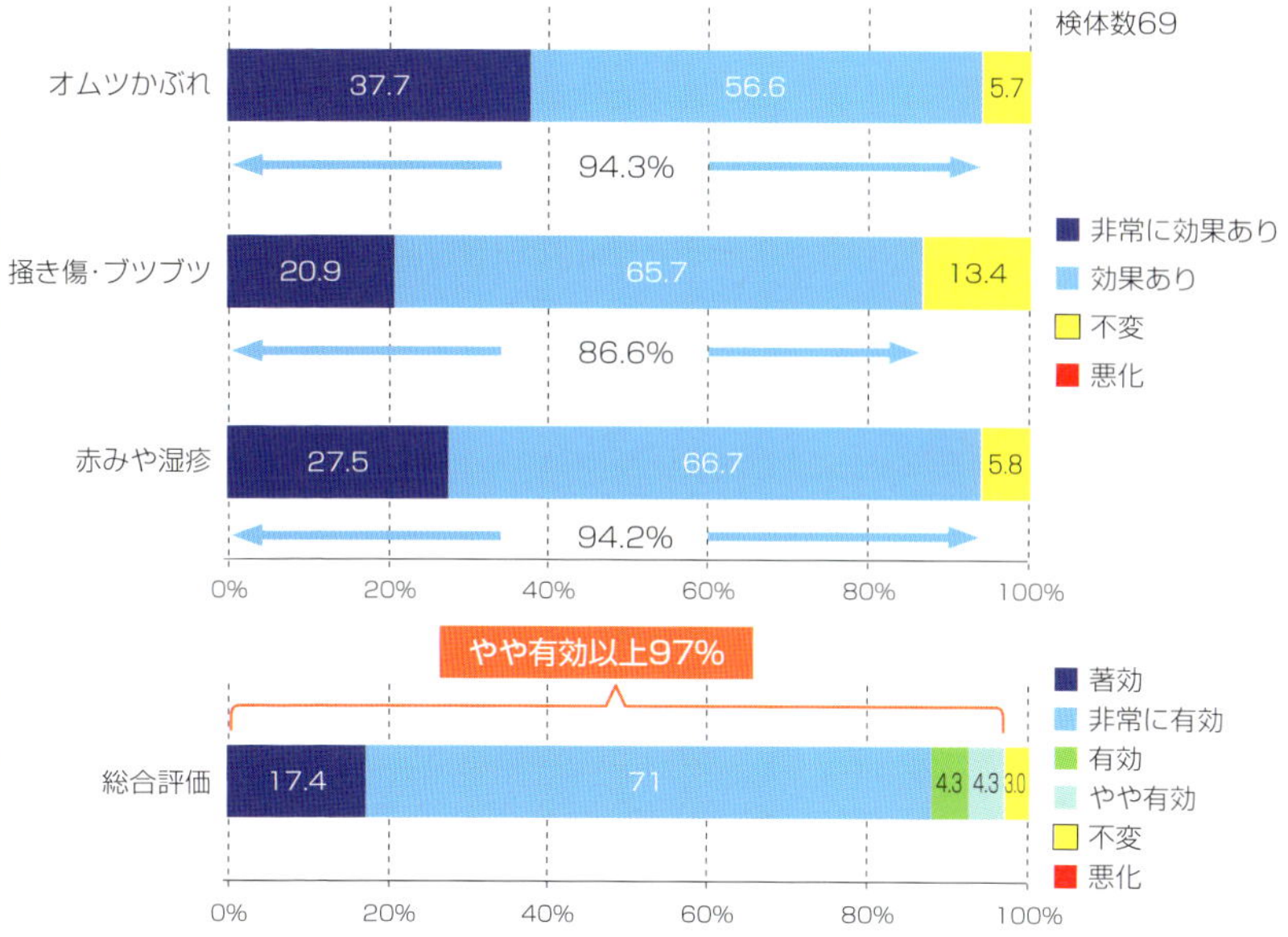

図 16　銀サクラン軟膏試用後のアンケート結果

患者による試用後のアンケート結果

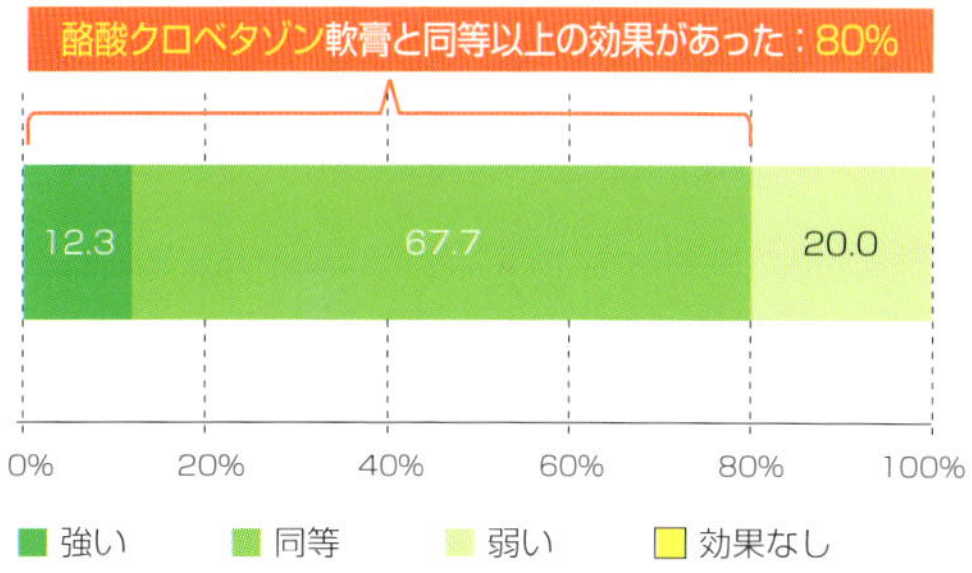

図 17　銀サクラン軟膏とステロイドとの効果比較

私が推測する
ステロイド外用剤と比較した
銀サクラン軟膏の強さ

強さ	製剤名
Ⅰ群 Strongest	プロピオン酸クロベタゾール 酢酸ジフロラゾン ジフロラゾン酢酸エステルなど
Ⅱ群 Very strong	ジフルプレドナート ジプロピオン酸ベタメタゾン 酪酸プロピオン酸ベタメタゾン など
Ⅲ群 Strong	プロピオン酸デキサメタゾン 吉草酸デキサメサゾン ベクロメタゾンプロピオン酸 エステルなど
Ⅳ群 Medium	プロピオン酸アルクロメタゾン 酪酸クロベタゾン 酪酸ヒドロコルチゾンなど
Ⅳ群＞銀サクラン軟膏≧Ⅴ群	サクラン及び 銀イオン配合ワセリン
Ⅴ群 Weak	酢酸デキサメタゾン 酢酸プレドニゾロン ヒドロコルチゾンクロタミトン など

適応はもちろん乳幼児が最も良い対象ですが、アトピー性皮膚炎など外用剤を長期的に使用しなければならない症例では特に副作用が問題になるため、良い適応かと思います。中等症までの症例、あるいは重症例では症状が落ち着いた時点からの維持療法として使うべき軟膏と考えています。

銀サクラン軟膏はどんな症例に効くのか

また「脂漏性皮膚炎」に代表される成人の顔面の湿疹は慢性化している場合が多く、ステロイド使用も長期にわたるため副作用が出やすく、細菌や真菌の混合感染を起こしていることも多いため、銀サクラン軟膏は最適な外用剤であると言えます。

皮膚における真菌と細菌の混合感染の代表がニキビです。ニキビはアクネ菌やマラセチア菌が二大起因菌ですが、銀サクラン軟膏は銀イオンの抗菌力でそれらをほぼ完全に抑えるばかりか、ニキビに伴う炎症を抑えることもできます。

かつ抗生剤の内服ができない妊婦にも安心して使うことができるので、ニキビには第一選択薬と考えています。

写真㊵、㊶は乳児の頸部の湿疹にバイ菌が付いて二次感染を起こしている症例です。通常、この場合は感染を抑えるために抗生剤の内服と外用にて治療し、感染が収まった時点でステロイド軟膏を使って炎症を抑える、という治療が一般的だと思います。

しかし銀サクラン軟膏であれば、抗生剤の内服や外用を使わずとも写真のように数日で軽快させうることが可能なのです。

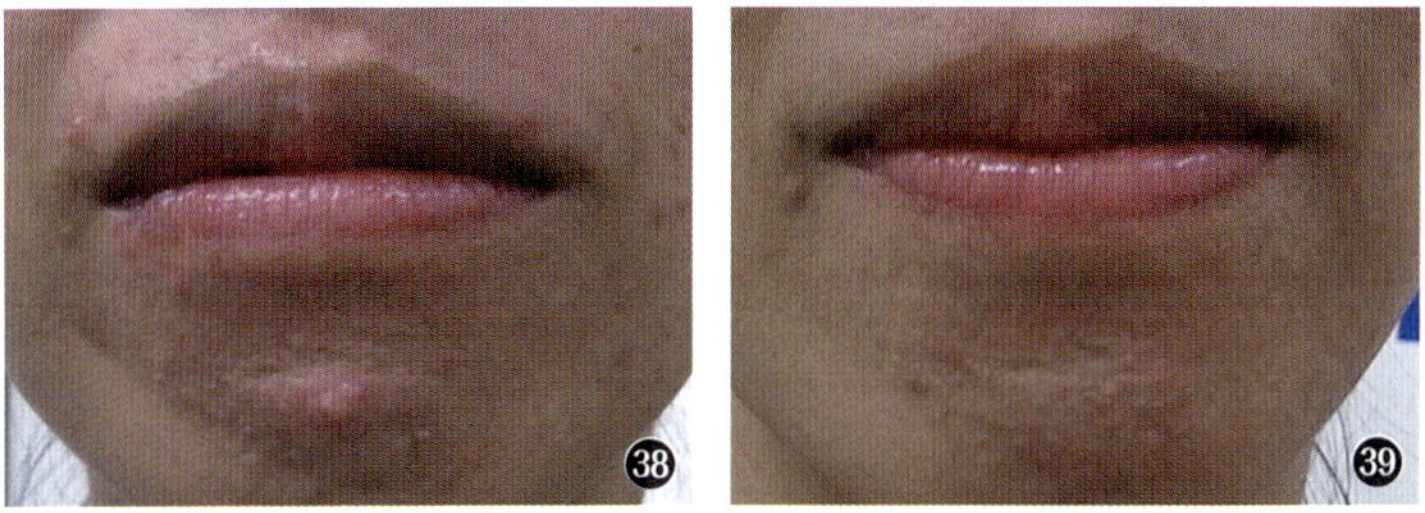

抗生剤・ビタミン剤の内服や抗菌剤の外用ではなかなか治らなかった（左）が、銀サクラン軟膏治療に変更したところ、1カ月でニキビがほとんど消えた

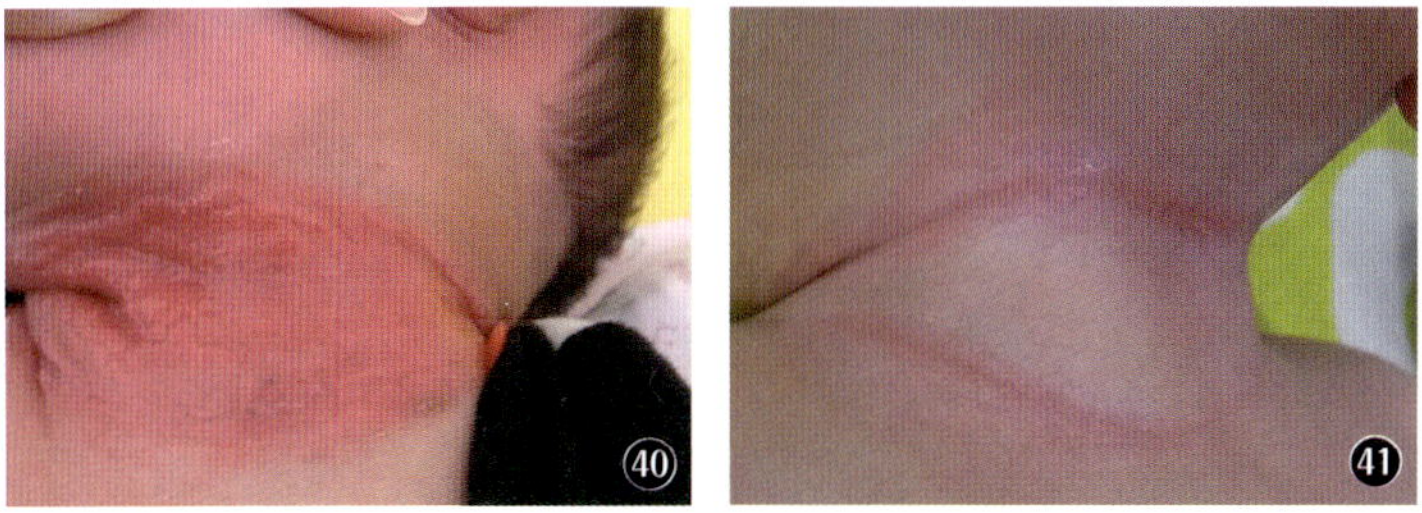

乳児の頸部にできた湿疹が細菌感染を起こしてジュクジュクした状態（左）を銀サクラン軟膏で治療、1週間後には細菌感染ばかりでなく湿疹も治った

写真㊷、㊸は3歳の幼児が犬に噛まれた症例ですが、銀サクラン軟膏を使って治療した結果、傷跡を残さずにきれいに治っています。

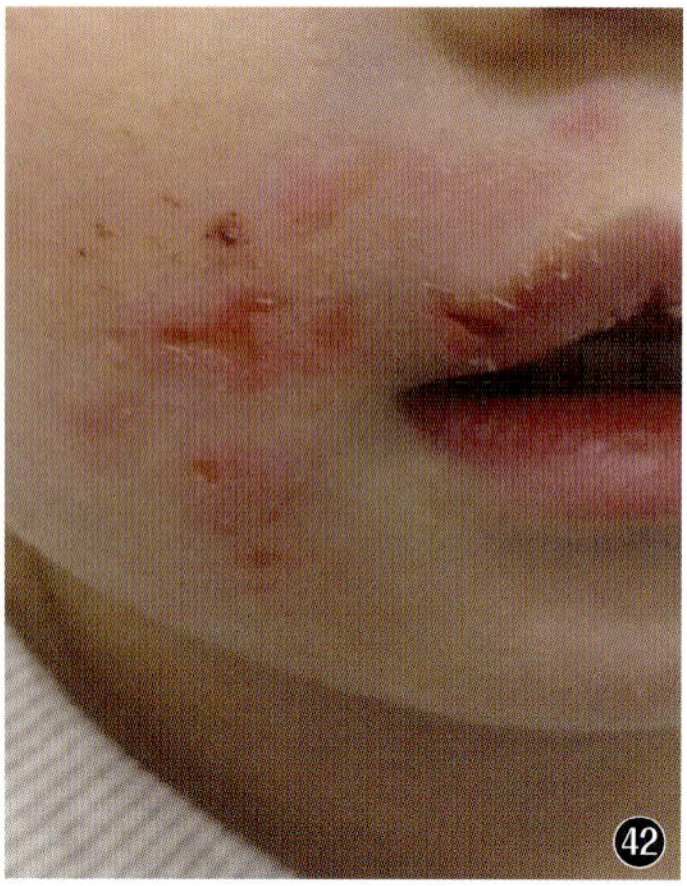

3歳の幼児が口周辺を犬に噛まれ、深い傷ができた状態

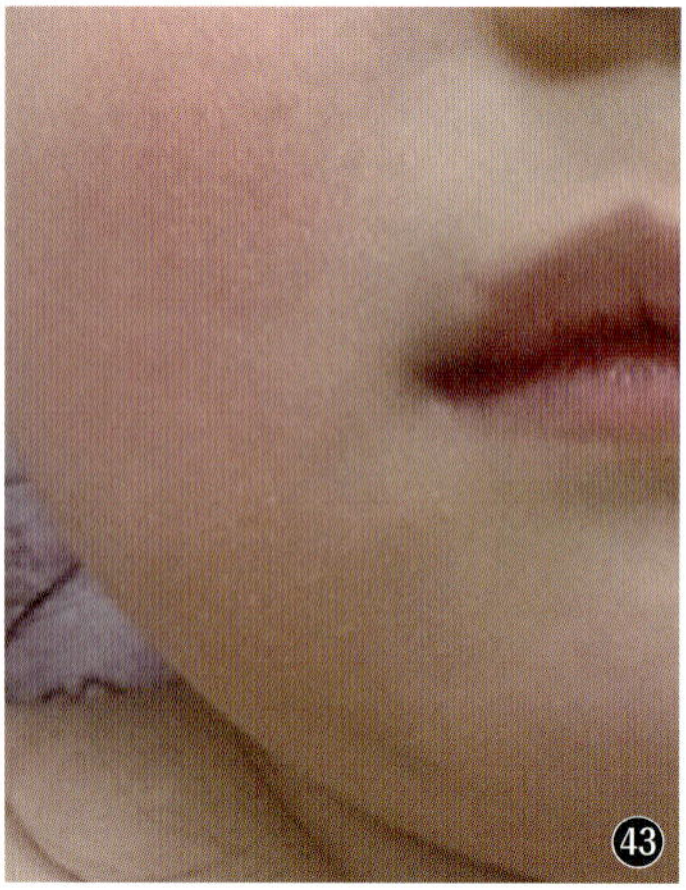

銀サクラン軟膏にて治療した結果、傷跡を残さずに治癒

通常この深さと範囲であれば傷跡が残るのですが、サクランの特徴である抗炎症作用と強力な皮膚保護作用、さらに銀イオンによる感染予防によってこのようにきれいに治すことができたと考えています。

また銀サクラン軟膏は外用剤の吸収率が高く、副作用が出やすい陰部の湿疹に対しても安心して使えるし、さらには真菌を強力に抑えることができるため、陰部真菌感染（タムシや皮膚カンジダ症）にも良い適応です。

なおすべての原材料は口に入れても安全なものばかりなので、乳幼児の手や口の周りに塗った後、そこを舐めても心配ありません。

結論としてすべての皮膚のトラブルに使用できる、非常に適応が広く安全な外用薬と言えます。まだ商品化されていないこの軟膏が世に出て、オロナイン軟膏やタイガーバームのように家庭の常備薬になればと願っています。

サクランの抗炎症作用に関する参考文献

＊1 Ngatu, N. R., M. K. Okajima et al., Anti-inflammatory effects of sacran, a novel polysaccharide from Aphanothece sacrum, on 2,4,6-trinitrochlorobenzene-induced allergic dermatitis in vivo. Ann Allergy Asthma Immunol,108(2),117-122(2012).

＊2 Nlandu Roger Ngatu, Ryoji Hirota, Maiko Kaneko Okajima, Tatsuo Kaneko et al., Sacran, a natural skin barrier enhancer, improves atopic and contact eczema: Case report. Annals of Phytomedicine,4(1),111-113(2015).

＊3 Nlandu Roger Ngatu, Maiko Kaneko Okajima et al., Sacran, a new bioactive sulfated glycosaminoglycan-like polysaccharide from river alga Aphanothece sacrum (Suringar) Okada alleviates hemorrhoid syndrome: Case report. Annals of Phytomedicine,4(2),31-33(2015).

あとがき

本書を執筆するに当たっては、私のアレルギーの研究に無償で協力していただいた、たくさんの患者さんのお母様方をはじめ、多くの方々にお世話になりました。

また、サクランの発見者である北陸先端科学技術大学院大学の岡島麻衣子先生、スイゼンジノリを栽培しサクランを製造しているグリーンサイエンス・マテリアル株式会社の金子慎一郎社長には、銀サクラン軟膏の研究開発に多大なご協力をいただきました。

さらに多くの研究に関するアドバイスをいただいた恩師である江川清文先生にも、この場を借りて御礼申し上げます。

もちろんクリニックのスタッフ、特に看護師の村田さん、奥園さん、山田さん、有馬さんには大変感謝しています。治験はスタッフにとっては余計な仕事ですが、文句も言わず（私が知らないだけだったりして？）結果が出るまできっちりとアンケートを取ったりまとめたりしてくれました。皆様、本当にありがとうございました。

それらの結果がここにまとめられたわけですから、治験に協力してくださったお母様方やスタッフ全員で作り上げた本ということになります。

私がアトピー性皮膚炎を専門に治療しようと考えたきっかけは、あるアメリカの会社が開発した「洗うだけで保湿する弱酸性の石鹸（正確にいうと固形の合成界面活性剤ですが）」に出会ってからです。

石鹸は汚れなどを洗い落とすことがその役割であり、保湿とは真逆の作用ですが、その石鹸は洗うだけで保湿するのです。

これはさすがに驚きましたね。わかりやすく言うと、カーシャンプーの中に洗うだけでワックスがかかるシャンプーが販売されていますよね。そのような感じなんです。

しかし、カーシャンプーとは違って、対象が人の肌ですからね。それから保湿に目覚めたのです。

当時（30年ほど前になりますが）、保湿に興味がある皮膚科医はほとんどいませんでしたし、学会でも治療指針でも「保湿」という文言はほとんど出てきませんでした。

その石鹸を中心に、（当時は保険適応の保湿剤といえば尿素しか知りませんでしたので）尿素ローションを、アトピー性皮膚炎をはじめとする乾燥肌の患者さんに使ってみたところ、ステロイドをあまり使わなくとも、かゆみなどの症状を抑えることができるとわかったのです。

それからアトピー性皮膚炎はもしかしたら治せるかもしれないと考え、その治療に専念するようになりました。

今では私のクリニックの治療内容に共感される方々に出産前から相談されることも多く、「お子さんのアトピー性皮膚炎や食物アレルギーに対する準備を今からしておけば、何ら問題なく完治をめざせます」と伝えています。

アトピー性皮膚炎をはじめとするアレルギーは、ほとんどすべて想定通りに起こり、経過していきます。

犬に対するアレルギーを例にとると、ときどき遊びに行くおじいちゃんおばあちゃんの家で犬を飼っていれば2歳前後、自宅で飼えば1歳前後でアレルギー検査が陽性に出ます。

スギ花粉症は毎年2月から4月の3カ月間ほど花粉が飛びますが、その期間を2度通ると、検査上でアレルギーの陽性反応が出ることが多いようです。早ければその2回目から症状が出てきますが、通常は3回目からが多いようです。

それは年齢とは関係なく、スギ花粉をいつから吸い込んだかということが問題なのです。3歳以降の子供たちは、すでにスギ花粉症の症状が出現していることが多いようです。昔でいう鼻かぜでしょうかね。

このようにアトピー性皮膚炎を含めたアレルギー疾患は「予測」のもとに予防や治療を行えるようになったと私は考えていて、初診の患者さんにはそれをお話ししています。食物アレルギーの予防も、実際に多くの患者さんで確認がとれています。

アトピー性皮膚炎、そして食物アレルギーについての現実を、本書を通じてできるだけ多くの方々に知っていただきたいと思った次第です。正確な知識を持って対処すればまったく心配ないのです。そのための指針として本書を活用していただければと考えています。

アトピアクリニック院長　稲葉　葉一

稲葉　葉一（いなば・よういち）

1957年、山形生まれ。1985年に福岡大学医学部を卒業後、熊本大学医学部附属病院皮膚科に入局。NTT九州病院皮膚科勤務を経て、2003年に三里木皮膚アレルギークリニック（現・アトピアクリニック）を開設。皮膚科医の中でも稀な、アトピー性皮膚炎を専門に治療すること25年におよび、その集大成となるのが本書である。

なお、本書の印税は「国境なき医師団」と「ユニセフ」に全額寄付いたします。

アトピー性皮膚炎、実は依存症だった！

二〇一八年五月三十日　第一刷発行

著　者　稲葉葉一
装　幀　アルビレオ
装画・本文イラスト　横田徳子
本文ＤＴＰ　オフィス・ムーヴ（原田高志）
発行者　首藤知哉
発行所　株式会社いそっぷ社
〒一四六―〇〇八五
東京都大田区久が原五―五―九
電話　〇三（三七五四）八一一九

印刷・製本　シナノ印刷株式会社

ISBN978-4-900963-77-1　C0095
定価はカバーに表示してあります。